Margit Müller-Frahling

Im-Puls des Lebens

Mineralstoffe nach Dr. Schüßler

■ LINGEN

Inhalt

Geleitwort

Liebe Leser ... oder:
Warum Ihnen dieses Buch wichtig werden wird!

Als Sie sich entschieden, dieses Buch zu erwerben, mag es verschiedene Gründe dafür gegeben haben:

- War es das Interesse an einer Sache, von der Sie schon gehört haben, aber bisher wenig wussten.
- Ein bestimmtes Krankheitsproblem oder der bisherige unbefriedigende Therapieverlauf macht Ihnen zu schaffen und Sie suchen nach Alternativen.
- Sie fühlen sich nicht krank, aber Ihr Gesundheitsgefühl meldet Ihnen, dass einiges nicht in Ordnung ist (Schlaf, Haut, Appetit, Verdauung, Energie, verschiedene Schmerzzustände etc.).
- Sie kennen schon die Schüßler-Salze, suchen aber nach konkreten Einnahmeempfehlungen und Praxistipps.

Kurzum: Mit diesem Buch haben Sie gleichermaßen ein Einsteiger- wie Praxis-Handbuch zur Biochemie nach Dr. Schüßler vorliegen, das Ihnen nicht nur eine gute praktische Hilfe sein soll, sondern dem Leser auch den historisch-wissenschaftlichen Hintergrund in leicht verständlicher und übersichtlicher Weise darlegt. Mit Margit Müller-Frahling als Autorin hat der Verlag eine mehr als gute Wahl getroffen. Mit ihr konnte eine absolute Expertin auf dem Gebiet der Biochemie nach Dr. Schüßler gewonnen werden. Margit Müller-Frahling kann neben ihrer langjährigen Tätigkeit als Referentin und Ausbilderin nicht nur auf eine fundierte Ausbildung, sondern vor allem auch auf eine intensive Praxiserfahrung zurückgreifen. Das zeigt die in diesem Werk sehr gelungene laienverständliche und praxisorientierte Darstellung des Konzeptes der Antlitzanalyse und Biochemie nach Dr. Schüßler.

Warum gibt ausgerechnet ein Orthopäde das „Geleit" für dieses Buch? Ein ganz wichtiger Aspekt – und daher habe ich dieses Geleitwort sehr gern geschrieben – ist der interdisziplinäre Betrachtungswinkel. Die Autorin hat nicht nur intensiv an der eigenen interdisziplinären Weiterbildung gearbeitet, sondern diese auch konsequent in die Praxis umgesetzt. Das habe ich als niedergelassener manual-

medizinisch tätiger Orthopäde in der Zusammenarbeit mit der Autorin bei vielen gemeinsamen Patientenbesprechungen erfahren und geschätzt.
Die Biochemie nach Dr. Schüßler muss als Teil einer ganzheitlichen Strategie verstanden werden. Sie ist weder Allheilmittel noch Pille für zwischendurch. Dies wird von der Autorin immer wieder betont und beispielhaft dargelegt. Die interdisziplinäre Zusammenarbeit mit „Schüßler-Experten" ist leider im ärztlichen Bereich noch wenig akzeptiert, aber das war die Akupunktur bis vor einigen Jahren auch ...! Ich bin sehr dankbar für diese zukunftsorientierte Zusammenarbeit mit Margit Müller-Frahling und für die Möglichkeit, die Schüßler-Salze als Option in meiner täglichen Arbeit zu haben! Die Erfolge sprechen dabei für sich.

Ich bin sicher, dieses Buch wird bei den Lesern, die es „erreicht", etwas verändern.
Ich bin sicher, dieses Buch wird oft weitergegeben werden.
Ich bin sicher, die Leser wissen nach der Lektüre, warum ihnen dieses Buch wichtig geworden ist.

Zum guten Schluss: Lesen Sie das Vorwort!
Auch wenn Sie bei Vorworten (genauso wie ich!) regelmäßig enttäuscht wurden – hier lohnt es sich wirklich, das Buch dort zu beginnen. Dieses Vorwort ist eigentlich die biografische Essenz der Autorin, die zeigt, wie wichtig die eigene Beobachtung und Erfahrung zur Gestaltung neuer Perspektiven in der eigenen Gesundheit sind. Dieses Vorwort soll auch Mut geben, neue Wege zu gehen, so wie es die Autorin in beeindruckender Weise getan hat!

Bad Sassendorf im August 2005

Christoph Schräder
Facharzt für Orthopädie

Vorwort

Dieses Buch wurde im November 2005 erstmalig veröffentlicht. Ich habe seitdem viele Rückmeldungen und Anfragen zu dem Buch bekommen. Es ist mir eine große Freude und Ehre von so vielen Menschen zu hören. Ich habe mich dadurch in meiner Arbeit sehr bestärkt gefühlt. Herzlichen Dank an die Leserinnen und Leser und an den Lingen Verlag, der die weitere Veröffentlichung ermöglicht.
Mittlerweile habe ich die Grundlagen der „Biochemie nach Dr. Schüßler" weiter durchgearbeitet und hierzu ein Fachbuch erstellt. Neue Ansichten und praktische Erfahrungen haben zu Korrekturen meiner Darlegung geführt. In dem damit verbundenen Auseinandersetzungsprozess habe ich neue Weggefährten gefunden und alte, einengende Strukturen hinter mir gelassen. Meine Seminare und Ausbildungen finden jetzt im Rahmen des von mir gegründeten Institutes für Biochemie nach Dr. Schüßler statt.
„Schüßler-Salze? Die stehen für einen umfassenden und lebendigen Prozess!", sagte ein Kursteilnehmer und alle anderen Teilnehmer klatschten begeistert Beifall. Für mich kann ich diese Aussage bestätigen. Ihnen wünsche ich mit den Schüßler-Salzen Unterstützung in Ihrer Lebenskraft und Lebendigkeit und hoffe, dass das vorliegende Buch dazu Anregungen gibt.

Sundern im November 2007

Auf dem Weg

Glückliche Zufälle spielen im Leben oft eine große Rolle. In meinem Leben war einer dieser glücklichen Zufälle der Hinweis einer engagierten Kosmetikerin auf die Mineralstoffe nach Dr. Schüßler. Zu dem damaligen Zeitpunkt war ich in einer verzweifelten Situation und physisch sowie psychisch schwer erschöpft. Ich stand vor der Einweisung in eine psychosomatische Klinik. Was war passiert? Ich litt unter unvermittelt auftretenden krampfartigen Schmerzen, fürchterlichen Schmerzen, die auch mit stärksten Schmerzmitteln nicht zu lindern waren. Sie überfielen mich unangekündigt und ließen im Laufe einiger Stunden wieder nach. Ich lebte immer in der Angst vor diesen Schmerzen. Ich hatte eine jahrelange Odyssee von Untersuchungen hinter mich gebracht: Bauchspiegelungen, Darmspiegelungen etc., jedes Mal mit dem Ergebnis: kein Befund! Ich hatte alternative Behandlungsmethoden versucht, ohne Erfolg. Wenn ich hörte, da gibt es eine Behandlung, da hatte die oder der Erfolg, habe ich mich voller Hoffnung auf eine (Er-)Lösung darum bemüht. Warum hatten andere Erfolg mit diesen Therapien und ich nicht? Mittlerweile zweifelte ich sehr an mir und in meinem Leben zog die Angst, schließlich die Panik ein. War ich es selbst, die diese Schmerzen auslöste, wenn körperliche Ursachen ausgeschlossen waren und keine Therapie anschlug? Ich bemühte mich, meinen Lebensalltag mit zwei kleinen Kindern zu bewältigen, aber meine Kräfte waren zusehends erschöpft. Es stellten sich auch weitere Beschwerden ein, die mich belasteten und in Angst versetzten. Ich hatte inzwischen Störungen am Herzen. Schließlich war ich selber davon überzeugt, dass meine körperlichen Leiden psychische Ursachen hatten, zumal Ängste und Panikattacken meine Lebensmöglichkeiten zusätzlich einschränkten. Ich ging nicht mehr zu Veranstaltungen, wo größere Menschenansammlungen waren. Ich fuhr nicht mehr alleine mit dem Auto Strecken, die länger als 20 km waren. Ich mochte nicht mehr Ski fahren, weil ich Angst hatte, eine Gondel zu besteigen. Urlaube, die einen Flug erforderten, waren nicht möglich. Ich richtete mein Leben auf immer enger werdendem Raum ein, aber nicht nur mein Leben, sondern auch das meiner Familie. Ich machte mir deswegen Vorwürfe. Ich wollte so gerne anders und konnte nicht. Als letzter Ausweg erschien mir der Rat meines Arztes zu einer stationären psychosomatischen Therapie.

Da ich Hautprobleme hatte, suchte ich regelmäßig eine Kosmetikerin auf, die meine Leidensgeschichte gut kannte. Sie hatte mir schon einige Empfehlungen gegeben, da sie sich mit Kräutern nach Hildegard von Bingen und anderen naturheilkundlichen Ansätzen beschäftigte. Diesmal zeigte sie mir ein Buch über die Mineralstoffe nach Dr. Schüßler. Sie hatte darin gelesen und war davon überzeugt, dass ich das Magnesium phosphoricum nach Dr. Schüßler nehmen müsste. Zunächst wehrte ich ab, da ich jahrelang ein Magnesiumpräparat aus der Apotheke genommen und auch in der homöopathischen Therapie bereits das Magnesium phosphoricum bekommen hatte, ohne dass sich mein Zustand veränderte. Aber ich war neugierig geworden und bestellte mir in der Apotheke die Nr. 7 Magnesium phosphoricum nach Dr. Schüßler. Ich bekam eine Packung mit 80 Tabletten. Es war kein Hinweis dabei, wie viel und wie ich diese nehmen sollte. Der Apotheker war der Meinung, ich könnte sowieso nichts falsch machen, weil kaum Wirkstoff in der einzelnen Tablette sei. Ich fing an zu lutschen und leerte die Packung an einem Tag. Ich bestellte sofort zehn neue Packungen, denn ich spürte bereits am ersten Tag eine Veränderung in mir. Jeden Tag lutschte ich jetzt 50-80 Tabletten Magnesium phosphoricum und das Wunder geschah: Die Schmerzen blieben aus!

Neue Lebensqualität

Ich sagte den Termin in der psychosomatischen Klinik ab und besorgte mir jegliche zur Verfügung stehende Literatur über die Mineralstoffe nach Dr. Schüßler. Was bewirkten diese Mineralstoffe in meinem Körper? Wieso hatte ich derartige Schmerzen und jetzt plötzlich nicht mehr? Ich suchte Antwort auf diese Fragen. Ich wollte verstehen, was mit mir passierte.

Das Erste, was ich in der Beschäftigung mit den Mineralstoffen feststellte: Ich brauchte alle Mineralstoffe! Meine körperlichen Ressourcen waren derartig abgewirtschaftet, dass bereits vielfältige Störungen aufgetreten waren, die ich nun in der Beschreibung der Funktionsbereiche der Mineralstoffe wiedererkannte.

Ich besorgte mir die zwölf Mineralstoffe nach Dr. Schüßler und begann, weitere Mineralstoffe einzunehmen. Jetzt, da die Schmerzen mich nicht mehr gefangen hielten, wurde ich neugierig und mutig. In dieser Situation erschien ein neues Schüßler-Buch: das „Handbuch der Biochemie nach Dr. Schüßler“ von Feichtinger, T.; Niedan, S.; Mandl, E.. Das Buch sprach mich sehr an. Für mich war und ist das Buch spannend wie ein Krimi, denn von Zeile zu Zeile verstand ich mehr über die Zusammenhänge und Wirkungsweisen der Mineralstoffe. Im Anhang waren Adressen mit dem Hinweis auf Seminare angegeben. Ich nahm Kontakt auf und bat um Informationen über Seminare.

Und wieder ein glücklicher Zufall und eine glückliche Begegnung: Thomas Feichtinger würde zwei Monate später einige Kilometer von meinem Wohnort entfernt ein Grundseminar abhalten und kurz darauf ein ausführlicheres in Kassel. Ich meldete mich sofort zu beiden Seminaren an. Fast bin ich versucht zu sagen: Da nahm das Schicksal seinen Lauf! Es war der Anfang einer zunächst stürmischen Entwicklung und Veränderung in meinem Leben.

Die Strukturen, die ich mir in meiner schweren Zeit als Haltegriffe des Lebens erarbeitet hatte, passten nicht mehr in diese Aufbruchstimmung, die mich erfasste. In der Auseinandersetzung über das „Wie“ meines Lebens entschied ich mich für eine Ausbildung im Bereich der Psychologie/Psychotherapie und auch für eine Ausbildung als Mineralstoffberaterin in sieben Seminaren bei Thomas Feichtinger in Zell am See. Zunehmend kamen Verwandte und Freunde zu mir

und erhofften sich Rat. Ich wollte kompetent und verantwortlich Auskunft geben können und dürfen. Mein Leben und das meiner Familie veränderten sich jetzt von Grund auf. Je intensiver ich mich mit den Mineralstoffen beschäftigte, umso begeisterter erfasste mich die Welt der Biochemie.
Unterstützt und ermutigt durch meine Familie schloss ich weitere Ausbildungen an: Referentenausbildung für Grundseminare, die Ausbildung zur Ausbilderin von Mineralstoffberaterinnen und Mineralstoffberatern, als Letztes die Ausbildung zur Referententrainerin. Ich lernte natürlich nicht nur die Mineralstoffe nach Dr. Schüßler kennen. Durch die Auseinandersetzung mit den Bausteinen der Gesundheit und die Bereicherung, die ich durch die vielen Menschen in den Seminaren erfahren durfte, habe ich mir weitere Ebenen erschlossen.

Perspektiven entwickeln sich

Ich besuchte Seminare in den Bereichen Ernährung, Bewegung, Psychologie und lernte viele wirksame Ansätze kennen. In meiner Beratungspraxis entwickelte ich eine Zusammenarbeit mit Heilpraktikerinnen, Ärztinnen und Ärzten sowie Therapeutinnen auf den verschiedensten Gebieten.
Eine besondere Zusammenarbeit entwickelte sich mit meiner Freundin Gabi, die als praktizierende Logopädin und Padovan-Therapeutin immer wieder auf der Suche danach war und ist, ihre Qualifikationen zu erweitern, um den ihr anvertrauten Menschen besser helfen zu können. Aus unserem Austausch entwickelte sich ein Gesprächskreis von Frauen, die in medizinischen, therapeutischen und gesundheitsberatenden Berufen arbeiten. Unser Ziel war und ist es, Informationen untereinander auszutauschen, eine Vernetzung zu entwickeln und auch nach außen informativ und schulend tätig zu werden. Der von uns gegründete Verein „Frauennetzwerk Gesundheit HSK“ organisiert Vorträge und Tagungen.

Fazit und Ausblick

Letztendlich haben mir die Mineralstoffe nach Dr. Schüßler die Vielfalt des Lebens ermöglicht und es ist ein wunderbares Geschenk für mich, anderen Menschen auf ihrem Weg Unterstützung geben zu dürfen.
Manches Mal in meinen Kursen werde ich gefragt, warum in meinem Gesicht die Mängel nach wie vor stark erkennbar sind und ich antworte: „Ich lebe!“ Es kommt mir wie ein Wunder vor, dass ich heute ohne Einschränkungen und Störungen

mein Leben gestalten kann. Freude und Zuversicht haben den Platz der Angst eingenommen. Es ist doch erstaunlich, dass ich in den letzten Jahren meine Vitalität erhöhen konnte, obwohl gleichzeitig meine zeitlichen Arbeitsbelastungen zugenommen haben. Natürlich werde ich dabei nicht jünger und alles, was z. B. in den Kapiteln über die Ernährung, die Bewegung, das psychische Wohlbefinden ausgesagt wird, habe ich mir für mein eigenes Leben erarbeiten müssen. Weitere Aufgaben liegen vor mir. Es ist ein Prozess der Veränderung. Vor Jahren sah ich einen sowjetischen Spielfilm. Darin gab es eine Szene, in der ein Mann fragte: „Warum hat der Mensch die Augen vorne?“ „Um nach vorne zu gehen! Das Zurückblicken ist nur sinnvoll, um besser nach vorne gehen zu können“, sagte er.
Die eigenen Lebensmöglichkeiten zu entwickeln, ist eine fortdauernde Aufgabe, die uns viel Freude bereiten kann. Es geht um die zukünftige Lebensqualität und vor allen Dingen um die unserer Kinder.
Ein besonderes Geschenk machte mir meine Tochter Johanna vor einigen Monaten. Sie sagte: „Wenn ich noch einmal auf die Welt komme, dann will ich genau das gleiche Leben leben.“ „So schön ist dein Leben?“, fragte ich. „Ja, Mama, so schön!“
Ihnen, liebe Leserinnen und Leser, möchte ich Mut zusprechen, neue Wege zu gehen. Die Mineralstoffe nach Dr. Schüßler können hierbei ein wertvoller Beitrag sein, vielleicht auch ein erster Schritt. Das vorliegende Buch soll Ihnen Hilfestellung hierfür geben.

Margit Müller-Frahling

Danke an
Burkhard, Jasper, Johanna, Beatrix, Gabi, Eva und Reinhard, die mich bei der Erstellung des Buches ermutigt, unterstützt und begleitet haben und an die vielen Menschen, die mir ihr Vertrauen geschenkt und so meine Erfahrungen ermöglicht haben!

Einleitung

Wir leben im Zeitalter der hoch entwickelten medizinischen Möglichkeiten. Es gibt vielfältige Verfahren der Diagnose. In früheren Zeiten waren die Menschen vor allen Dingen auf Erfahrungen und die Erkenntnisse angewiesen, die ihnen durch ihre Sinneswahrnehmungen vermittelt wurden. Wie sieht der Mensch aus, wie riechen seine Ausscheidungen? Um Erkenntnisse gewinnen zu können, mussten sich Heiler und Ärzte mit den Kranken intensiv beschäftigen. Heute werden Geräte eingesetzt, deren Messungen und Daten zu einem wissenschaftlichen Befund führen sollen.

Leider sind diese unterschiedlichen Herangehensweisen und Möglichkeiten der Diagnose und Behandlung kaum miteinander verbunden worden. Überlieferte Heilweisen und Erfahrungen wurden sogar verdrängt, sodass in der klassischen Medizin Apparat und Befund vielfach zwischen Arzt und Patient stehen. Die Patienten fühlen sich „abgefertigt" in Massenbetrieben und nicht mehr in ihrer Situation wahrgenommen.

Auch die moderne Medizin hat ihre Grenzen:

Zum einen gibt es trotz modernster medizinischer Möglichkeiten eine Zunahme chronischer und diffuser Krankheitsfälle wie z.B. rheumatischer Erkrankungen und neue Krankheitsbilder wie das „chronische Müdigkeitssyndrom". Zum anderen erfahren viele Menschen trotz Einsatz modernster Medikamente keine dauerhafte Linderung ihrer Beschwerden.

Immer mehr Menschen machen sich deshalb auf den Weg, neue Möglichkeiten zur Stärkung ihrer Lebenskräfte zu finden.

Gleichzeitig haben die explodierenden Kosten im Gesundheitssystem neue Denkprozesse angestoßen. Auch die Ökonomie zwingt uns zur Auseinandersetzung mit Fragen der Gesundheitspflege. Wir können uns den aufgeblähten Reparaturbetrieb nicht mehr leisten!

Kranke Menschen müssen zunehmend Kosten an Medikamenten und Behandlungen selbst tragen und stellen sich gezwungenermaßen die Frage: „Wofür gebe ich mein Geld aus?"

Alternative Heilweisen sind somit aus diesen vielfältigen Gründen attraktiver geworden. Insbesondere auch die Mineralstoffe nach Dr. Schüßler erfahren in den letzten Jahren eine zunehmende Aufmerksamkeit in der breiten Öffentlichkeit. Sie sind ideal für die Gesundheitsprophylaxe und die Unterstützung der Gesundung. Es ist eine überschaubare Heilweise ohne Nebenwirkungen.

Meine eigene Einstellung zur Medizin ist konstruktiv kritisch. An mir selbst und nahen Angehörigen habe ich dankbar erfahren, wie lebensrettend die modernen medizinischen Möglichkeiten sein können. In meiner täglichen Praxis und in meinen Seminaren habe ich mit Ärztinnen und Ärzten Kontakt, die einen ganzheitlichen Anspruch in ihrer Arbeit verwirklichen – oft unter großen Mühen, persönlichem Einsatz und auch finanziellen Einschränkungen.
Ich selbst stelle mir immer die Frage: „Was kann ich tun?“, und bin bereit, die Verantwortung für mich auch voll zu übernehmen. In der Beratung erlebe ich Menschen, die die Verantwortung für ihre Gesundung an die Ärztin oder den Arzt abgegeben haben und nun neuen Mut fassen müssen. Was Sie für ein vitales Leben brauchen, ist in Ihnen. Manchmal bedarf es einiger Hinweise oder auch „Krücken“, um den eigenen Weg wieder kraftvoll beschreiten zu können.
Ein erster Schritt kann das bessere Verständnis von sich selbst und dem eigenen Körper sein. Warum juckt meine Haut? Warum habe ich immer kalte Füße? Hierbei geht es nicht um ein Medizinstudium. Weiter gehende Kenntnisse und Diagnosen sollten wir getrost denen überlassen, die hierfür aufwendig und lange studiert haben. Es geht um alltägliche Beschwerden, die beunruhigen. Mehr Kenntnisse über körperliche Sensationen und Hilfe zur Selbsthilfe bringen Sicherheit und Vertrauen in den eigenen Körper, letztendlich in sich selbst.
Mein Ziel ist es, Ihnen mit diesem Buch Unterstützung zu geben, um im alltäglichen Leben Ihre Gesundheit zu stärken. Es versteht sich als Beitrag zu Ihrer Gesundheitspflege. Bei stärkeren Beschwerden, bei Krankheiten ist eine fachkundige Begleitung notwendig!
Ich vergleiche den Umgang mit diesen Gesundheitsfragen mit dem Umgang mit Strom: Ich selbst kann eine Glühbirne auswechseln, aber benötige fachliche Unterstützung, um eine Lampe anzubringen. Mancher kann eine Lampe anbringen, aber keine Schaltkreise aufbauen oder Leitungen verlegen. Dafür gibt es fachlich ausgebildete Kräfte, Elektriker. Nutzen Sie Ihr eigenes Wissen, aber nutzen Sie auch fachliches Wissen, wenn Ihre Grenzen erreicht sind. Im Grunde braucht es den gesunden Menschenverstand und den sorgsamen Umgang mit sich selbst.

Zur Benutzung dieses Buches

Das Buch soll Ihnen einen einfachen Umgang mit den Mineralstoffen nach Dr. Schüßler ermöglichen und greift deshalb im ersten und zweiten Teil Fragen zum Verständnis auf.

Zunächst entführe ich Sie im ersten Teil in die Welt der Biochemie:

- Wie fand Dr. Schüßler die Mineralstoffe?
- Was bedeutet Biochemie?
- Wofür brauchen wir Mineralstoffe? Und wie unterscheiden sich Mineralstoffe als Bau- und Betriebsstoffe?
- Was ist die Antlitzanalyse?
- Was sind Mineralstoffspeicher?
- Was ist Grundlage einer ganzheitlichen Gesundheitspflege?

Im zweiten Teil des Buches stelle ich Ihnen die zwölf Mineralstoffe nach Dr. Schüßler vor:

- Welche Funktion hat der Mineralstoff im Körper?
- Wie erkenne ich meinen Bedarf?
- Was unterstützt die Deckung meines Bedarfs?
- Welche Erweiterungsstoffe gibt es?
- Wie nehme ich die Mineralstoffe ein?
- Wie wende ich die Mineralstoffe äußerlich an?
- Welche Reaktionen können nach der Einnahme der Mineralstoffe auftreten?

Der dritte Teil ist als Nachschlagregister zur praktischen Anwendung gedacht. Sie finden dort Einnahmeempfehlungen.

Teil I: Einführung in die Biochemie nach Dr. Schüßler

Dr. Schüßler und die Entwicklung der Biochemie

Es ist die herausragende Leistung Dr. Schüßlers gewesen, eine Heilweise entwickelt zu haben, die bis heute Tausenden von Menschen Gesundheit und Wohlbefinden wiedergegeben und gesichert hat.
Wilhelm Heinrich Schüßler wurde am 21. August 1821 in Zwischenahn im Großherzogtum Oldenburg geboren. In dieser Zeit erlebten die Naturwissenschaften und die Medizin große Umbrüche und Fortschritte. Neue Grundlagen entstanden. Die Medizin entwickelte sich von der herrschenden naturphilosophischen Betrachtungsweise des Menschen und der Krankheiten hin zu einer naturwissenschaftlich begründeten Medizin.
Die Grundlage für die Medizin waren nunmehr Erkenntnisse, die durch Beobachtung, Messung, Vergleich und Experiment gewonnen wurden, also Erfahrungen. Im Unterschied hierzu waren in der früheren naturphilosophischen Betrachtung äußerliche, spekulative Erkenntnisse grundlegend.
Zu den wichtigsten Forschern dieser Zeit gehörten u. a. Louis Pasteur, Robert Koch, Rudolf Virchow sowie Samuel Hahnemann, der Begründer der Homöopathie.
Schüßler wuchs in ärmlichen Verhältnissen auf und so war ihm der Besuch der höheren Schule und einer Universität zunächst aufgrund der hohen Schul- und Studiengebühren verwehrt. Er verdiente seinen Lebensunterhalt vermutlich als Sprachlehrer. Schüßler konnte erst im Alter von 30 Jahren sein Medizinstudium aufnehmen. Zunächst studierte er ein Jahr in Paris, wo die medizinische Fakultät einen besonders guten Ruf hatte. Anschließend folgten Studienjahre in Berlin, in Gießen, wo er die medizinische Doktorwürde erwarb, und in Prag, dessen medizinische Fakultät einen besonderen Ruf in der Homöopathie genoss.
In dieser Zeit lehrten auch Justus von Liebig und Rudolf Virchow, deren Forschungen entscheidenden Einfluss auf die weiteren Arbeiten Schüßlers hatten.
Im Jahre 1858 eröffnete Dr. Schüßler in Oldenburg seine Praxis als homöopathischer Arzt und vertrat das homöopathische Heilverfahren praktisch und wissenschaftlich im Sinne Hahnemanns.
Er begann, sich mit homöopathischen und medizinischen Problemen auseinanderzusetzen.

Sein Ziel war die Entwicklung einer einfachen und überschaubaren Heilweise. Die Homöopathie war und ist eine sehr komplexe und anspruchsvolle Heilmethode. Heute sind allein ca. 1.500 homöopathische Mittel bekannt. Schüßler ging davon aus, dass es einfacher sein müsste, dem Menschen zur Gesundheit zu verhelfen. In seinen ersten 14 Praxisjahren nutzte er seine homöopathischen Kenntnisse, um in Verbindung mit praktischer Erfahrung und aktueller Forschung seine biochemische Heilweise zu entwickeln.

Die Grundlagen der Biochemie

Das Studium der Arbeiten des niederländischen Professors Jacob Moleschott, insbesondere seines 1852 geschriebenen Werkes „Kreislauf des Lebens", sowie der vierten Auflage der „Zellular-Pathologie" von Rudolf Virchow führte Schüßler auf der Suche nach spezifischen Mitteln zu seinem neuen Heilverfahren.
Durch die Entwicklung des Mikroskops waren neue Einblicke in den menschlichen Organismus möglich, insbesondere in die kleinste Einheit: die Zelle.
Hatten die Ärzte die Krankheit bislang als Störung der den ganzen Körper durchdringenden Prinzipien begriffen, die sie als Säftemischungen und -entmischungen bezeichneten, so wurde der Grundstein der modernen Heilkunde 1858 durch die „Zellen-Lehre" von Professor Rudolf Virchow gelegt.
Virchows Kernsatz lautete: „Das Wesen der Krankheit ist die pathogen (= krankhaft, Anmerkung d. Verf.) veränderte Zelle."
Hier fügte sich die Erkenntnis Moleschotts ein: „Die Krankheit der Zelle entsteht durch den Verlust an anorganischen Salzen."
Aus den Lehren Moleschotts und Virchows ergab sich für Schüßler:
„Dann muss die Gesundheit der Zelle und damit des Körpers durch Deckung des Verlustes entstehen."

Diese Grundlehrsätze sind auch heute das Fundament einer modern angewandten Biochemie: Die Mineralstoffgaben müssen so dosiert sein, dass die Verluste der Zelle gedeckt werden.

▸ Was sind anorganische Mineralstoffe?

Bezüglich der im Körper vorfindbaren Stoffe unterscheidet man zwischen organischen und anorganischen Stoffen. Organische Substanzen sind z. B. Kohlenhydrate, Fette, Eiweiße, Vitamine. Sie enthalten Kohlenstoff. Organische Substan-

zen verbrennen, anorganische Stoffe können nicht verbrennen und sind daher in der Asche nachweisbar. Mineralstoffe sind anorganisch und in der Asche verbrannter Lebewesen nachweisbar. Der Körper kann Mineralstoffe nicht selbst herstellen, sondern sie müssen ihm zugeführt werden.
Schüßler nutzte die wissenschaftlichen Erkenntnisse seiner Zeit und seine praktischen Erfahrungen als Arzt, um den einzelnen Mineralstoffverbindungen ihre jeweilige Funktion im Körper zuzuordnen. Er gab seinen Patienten die Mineralstoffe und stellte deren erfolgreiche Wirkung fest. So behandelte er erfolgreich Diphtheriekranke mit den Mineralstoffen, während seine Kollegen dieser schweren Krankheit hilflos gegenüberstanden.

Was sind Salze?

Durch die Verbindung von Praxis und Theorie fand Schüßler folgende zwölf Mineralstoffverbindungen, die für den Ablauf aller wesentlichen Funktionen im Körper Voraussetzung sind:

Nr. 1 Calcium fluoratum
Nr. 2 Calcium phosphoricum
Nr. 3 Ferrum phosphoricum
Nr. 4 Kalium chloratum
Nr. 5 Kalium phosphoricum
Nr. 6 Kalium sulfuricum
Nr. 7 Magnesium phosphoricum
Nr. 8 Natrium chloratum
Nr. 9 Natrium phosphoricum
Nr. 10 Natrium sulfuricum
Nr. 11 Silicea
Nr. 12 Calcium sulfuricum

Im festen Zustand kommen Mineralstoffe im Körper nie vereinzelt vor, z. B. als Kalium oder Natrium, sondern immer als Mineralstoffverbindungen.
Bei den Mineralstoffverbindungen handelt es sich jeweils um einen positiven und negativen Teil. Man spricht dann von einem elektrisch positiv geladenen Ion und einem elektrisch negativ geladenen Ion.
Ein positiv geladenes Natrium-Ion kommt beispielsweise immer in Begleitung eines negativ geladenen Ions vor. Ein negativ geladenes Ion kann Chlorid oder

Phosphat oder Sulfat sein. Es finden sich dann folgende Verbindungen im Organismus: Natrium-Chlorid, Natrium-Phosphat, Natrium-Sulfat.
Diese Mineralstoffverbindungen werden als Salze bezeichnet. Im Wasser zerfallen die Mineralsalze in positiv und negativ geladene Ionen. Deshalb wird für die Mineralsalze auch häufig der Begriff Elektrolyte verwendet.
Kochsalz (NaCl) beispielsweise zerfällt in das positiv geladene Natrium-Ion (Na^+) und das negativ geladene Chlorid-Ion (Cl^-).
Alle Vorgänge im Zellstoffwechsel, z. B. das Säure-Basen-Gleichgewicht und die Zellerneuerung, sind abhängig von dem Vorhandensein der notwendigen Salze, also der notwendigen Mineralstoffverbindungen.
Durch die Bewegung von positiv und negativ geladenen Ionen entsteht ein Schwingungsfeld, das für die Bewegungsabläufe im Organismus entscheidend ist.
Schüßler, der seiner Zeit weit voraus war, sprach von „Molekularbewegungsstörungen“, die mittels der Mineralstoffgaben ausgeglichen werden müssten.

Hinweis: Andere Heilweisen, wie z. B. die Akupunktur, sind auf die Reaktionsfähigkeit der Zellen und die sie umgebende Zwischenzellflüssigkeit angewiesen. Die Wirksamkeit solcher Behandlungen kann durch die Einnahme der Mineralstoffe nach Dr. Schüßler erhöht werden.

Eine „abgekürzte Therapie“

Im Jahre 1874 erschien zum ersten Mal die Grundlagenschrift Schüßlers „Eine abgekürzte Therapie, gegründet auf Histologie und Cellular-Pathologie“, in der er seine Erkenntnisse darlegte und die Funktionen und Anwendungsgebiete der Mineralsalze beschrieb. Dieses 16 Seiten starke Heftchen hat Medizingeschichte geschrieben und erreichte zu Schüßlers Lebenszeit in erweiterter Form 25 Auflagen.
Nachdem das Heftchen 1874 erschienen war, kam es zu heftigen Auseinandersetzungen Schüßlers mit homöopathischen Kreisen, die sich (verständlicherweise) durch die Aussage provoziert fühlten, dass nunmehr zwölf Mittel ausreichen sollten, den Menschen zu heilen.
Seine Anhänger, die er in Oldenburg in großer Zahl hatte, gründeten bereits 1885 den ersten biochemischen Verein. Die in weiterer Folge entstandenen biochemischen Vereine wurden dann im Biochemischen Bund Deutschlands

zusammengefasst. Dr. Schüßler verfolgte unbeirrt seinen Weg weiter – erfolgreich und zum Segen seiner Patienten. Er war bis kurz vor seinem Tod am 30. März 1898 als Arzt tätig.
Die Methode, die er entwickelt hatte, nannte er „Biochemie".

Bedeutung des Wortes „Biochemie"

„Bios" bedeutet auf Deutsch „Leben" und „Chemie" die Wissenschaft der Elemente. Nach Kurt Hickethier (Begründer der Antlitzdiagnose, 1891–1958) bezeichnet Biochemie die „Lehre von der stofflichen Zusammensetzung der Lebewesen und ihren zur Lebensbejahung notwendigen Stoffumwandlungen und Stoffergänzungen. Kurz sagen wir: Lebenssalzkunde".
Diese Aussage beruht auf der Tatsache, dass in allen lebenden Organismen Mineralstoffe enthalten sind. Sie sind lebensnotwendig und Grundlage unseres Stoffwechsels. Die Mineralstoffe sind auch Voraussetzung für die Weiterleitung von Nervenimpulsen, für die Muskelkontraktion und Bestandteil von organischen Verbindungen wie Enzymen, Hämoglobin und energiereichen Verbindungen wie dem ATP (Adenosintriphosphat).

Biochemie als natürliche Heilweise

Schüßler hatte als Erster die Notwendigkeit einer ausreichenden und vor allem richtigen Mineralstoffzufuhr in den menschlichen Körper erkannt, propagiert und ihre Bedeutung für die Zukunft der Menschen vorausgesehen.
Die Biochemie ist eine Heilweise, die auf der Grundlage allen Lebens aufbaut: auf der einzelnen Zelle. Das biochemische Heilverfahren gründet sich auf die physiologisch-chemischen Vorgänge, die sich im Organismus vollziehen.
Schüßler formulierte hierzu: „Durch mein Heilverfahren werden Störungen, welche in der Bewegung der Moleküle der unorganischen Stoffe des menschlichen Organismus entstanden sind, mittels homogener Stoffe direct ausgeglichen (...)" (Schüßler, Eine abgekürzte Therapie, Vorwort, 1898).
Wir haben es hierbei mit Stoffen zu tun, wie sie im Körper vorkommen. Deshalb werden sie auch als homogene (gleichartige) Stoffe bezeichnet. Bekommt der Körper ausreichend Mineralstoffe zur Verfügung gestellt, werden die Lebenskräfte des Menschen direkt gestärkt und der Krankheit wird der „Nährboden" entzogen.
In der biochemischen Heilweise geht es um die Deckung des Bedarfs, der durch einen Mineralstoffmangel entsteht. Damit wird die Ursache der aufgetretenen

Gesundheitsstörung direkt behoben. So formulierte Schüßler: „Die Biochemie erreicht direct ihr Ziel: Deckung eines Defizits."

Das Gesetz des Minimums

Justus von Liebig, ein Zeitgenosse Schüßlers, entwickelte das „Gesetz des Minimums". Er war ein bedeutender Chemiker, der die moderne Agrikulturchemie entwickelte. In seinen Untersuchungen über das Wachstum der Pflanzen stellte er fest, dass das Gedeihen der Pflanze immer von dem Stoff abhängig ist, der am wenigsten vorhanden ist. Wird dieser Stoff ausreichend nachgedüngt, kann die Pflanze wachsen. Werden der Pflanze bis auf diesen einen mangelhaft vorhandenen Stoff alle Stoffe ausreichend zur Verfügung gestellt, bleibt sie kümmerlich. Sehr anschaulich lässt sich das am Wasserfassmodell darstellen, das Kurt Hickethier entwickelt hat:

Es handelt sich um ein Wasserfaß, das durch Witterungseinflüsse usw. den oberen Teil einiger Dauben verloren hat. Es ist von vornherein klar, daß die Höhe des Wasserstandes sich immer nach der kürzesten Daube richtet. Bessern wir nun die Daube „d" so aus, dass sie bis zum Rand reicht, dann wird der Wasserstand immer noch nicht besonders angehoben, weil das Wasser über die Daube „e" läuft. Werden alle Dauben aber gleichzeitig aufgefüllt, dann kann das Wasser steigen. Was am Beispiel das Wasser ist, vergleichen wir mit unserer Gesundheit. Die einzelnen Faßdauben stellen die erforderlichen Nährstoffe dar.
(Hickethier, Kurt; Lehrbuch der Biochemie, S. 15)

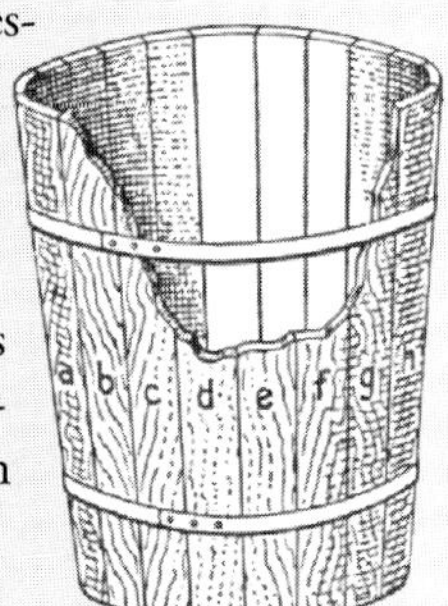

Das Wachstumsprinzip nach Justus von Liebig ist auf den Menschen übertragbar. Fehlt ein Mineralstoff, so kann der Mensch seine volle Vitalität nicht entfalten. Je stärker der Bedarf an einem Mineralstoff, umso wichtiger wird es, diesen einen Mineralstoff ausreichend in einer entsprechend hohen Dosierung zu geben. Fehlen mehrere Mineralstoffe, müssen diese nach Bedarf in einem ausgewogenen Verhältnis gleichzeitig gegeben werden.

Auf dieser Grundlage ergibt sich als Konsequenz für die Anwendung:

1. Je gesünder ein Mensch ist, desto mehr verschiedene Mineralstoffe können in einer gleichmäßig niedrigen Dosierung genommen werden.
2. Je ausgeprägter ein Mineralstoffmangel ist, je kränker und belasteter ein Mensch ist, umso wichtiger ist die Auswahl des fehlenden Mineralstoffs bzw. der ausgewählten Mineralstoffe und dann die entsprechend ausreichend hohe Zufuhr.
3. In akuten Situationen zeigt sich ein hoher Bedarf an einem oder wenigen Mineralstoffen. Einnahmepläne werden jetzt unterbrochen und der Mineralstoff/die Mineralstoffe, der/die sich deutlich im Bedarf zeigt/zeigen, wird/ werden jetzt genommen.

Wie kommen die Mineralstoffe in die Zelle?

Schüßler wusste, dass er die Mineralsalze in die Zelle bringen musste, um die körperlichen Kräfte des Menschen zu stärken, also auch die erkrankten Zellen zu regenerieren.

Die Einheit einer Zelle ist unvorstellbar klein. 100.000 Zellen brauchen nicht mehr Raum, als ein Stecknadelkopf groß ist. Der menschliche Körper besteht aus ca. 60 Billionen Zellen.

Schüßler kannte als erfahrener Homöopath die Möglichkeiten der Verdünnung. Durch die Verdünnungs- und Verreibungsvorgänge werden die Mineralsalzmoleküle vereinzelt und fein verteilt. Diese Verdünnung ermöglicht gleichzeitig die Aufnahme der Mineralsalze über die Mundschleimhaut. Das hat den Vorteil, dass die Mineralsalze nicht über den Magen aufgenommen werden müssen, wo die aggressive Magensäure die Aufnahme verändern oder sogar verhindern kann.

Ein weiterer Vorteil der Verdünnung besteht darin, dass keine Überdosierung möglich ist! Schüßler hatte Kenntnis über die möglichen Schäden einer zu hoch konzentrierten Mineralstoffzufuhr und formulierte folgenden Grundsatz: „Um Schaden zu verhüten und die Mittel aufnahmefähig zu machen, müssen die Mittel potenziert werden."

Grobstoffliche Mineralstoffe können in einer zu hohen Dosierung schädlich sein. Eine übermäßige Zufuhr von Calcium kann zu Nierensteinen führen. Zu viel Eisen kann Herz, Leber und Bauchspeicheldrüse schädigen. Ein Zuviel an

Zink stört den Kupferstoffwechsel und hemmt dadurch die Eisenverwertung im Körper. Eine überhöhte Zufuhr von Natrium (z. B. durch Kochsalz) verdrängt Kalium und kann so den Wasserhaushalt und den Blutdruck belasten.
Mit den Mineralstoffen nach Dr. Schüßler werden dem Körper in einer verdünnten Form Mineralstoffe zugeführt, die keinen Reiz auf den Körper ausüben, weil sie Stoffe sind, wie sie im Körper vorfindbar sind! Bei den Schüßler-Mineralstoffen sind jeweils ein basisches und ein saures Element miteinander verbunden (z. B. Natrium phosphoricum: Natrium = Base, Phosphor = Säure). Der Organismus muss diese Kombinationen nicht aus Einzelelementen zusammenfügen. Er kann die so zugeführten Mineralstoffmoleküle direkt in seinen „Betrieb" übernehmen.

Mineralstoffe als Bau- und Betriebsstoffe

Mineralstoffe haben in unserem Körper Funktionen als Bau- und Betriebsstoffe. Die Mineralstoffe nach Dr. Schüßler sind Betriebsstoffe.
Stellen Sie sich eine Baustelle vor: Die Ziegelsteine sind unser Baustoff, der ohne Arbeiter und Verbindungsmasse nur herumliegt. Erst wenn Arbeiter mittels Betriebsstoffen die Baustoffe miteinander verbinden, entsteht das Bauwerk.
Mineralstoffe sind die Voraussetzung für den Aufbau des Körpers und den Stoffwechsel. Schüßler sagte über die Mineralstoffe: „Baumaterial sind sie durch ihre Masse, Functionsmittel durch ihre Qualität."
Wir brauchen z. B. Calcium als Baustoff, um Knochen und Zähne bilden zu können. Baustoffe sollten wir über eine ausgewogene Ernährung zu uns nehmen. Wenn Sie durch unzureichende Ernährung Mangel an Mineralstoffen erleiden, die als Baustoffe im Körper vorhanden sein müssen, können Sie dies nicht mit den Mineralstoffen nach Dr. Schüßler auffüllen. In der Verdünnung, die der D6 entspricht, kommt ein Gramm Wirkstoff auf eine Tonne Mineralstofftabletten, in der Verdünnung D12 eine Million Tonnen Milchzucker auf ein Gramm Wirkstoff.
Sie können jedoch mit den Mineralstoffen nach Dr. Schüßler Ihre Voraussetzungen, Baustoffmineralien steuern und verarbeiten zu können, verbessern und sichern.
In jüngster Zeit versuchen viele Menschen, ihre Versorgung mit Mineralbaustoffen über Elektrolytgetränke oder Mineralstoffpräparate zu decken.
Um diese Baustoffe im Körper steuern zu können, benötigen wir unabdingbare Funktionsstoffe oder, anders ausgedrückt, Betriebsstoffe.

Wenn Sie z. B. ein Calcium-, Magnesium- oder Eisenpräparat nehmen (müssen), sollten Sie die Aufnahme mit den entsprechenden Mineralstoffen nach Dr. Schüßler unterstützen. Es ist aber nur in Ausnahmefällen notwendig, bei der Einnahme der Mineralstoffe nach Dr. Schüßler grobstoffliche Mineralstoffpräparate zu ergänzen.

Die Wirkung an Beispielen:

1. Mein Neffe hatte einen starken Eisenmangel, der trotz monatelanger Einnahme eisenhaltiger Präparate nicht dauerhaft anstieg. Erst nachdem er die Nr. 3 Ferrum phosphoricum zusätzlich mit 20 Stück über den Tag verteilt einnahm, besserte sich der Wert im Blut, vor allen Dingen überwand er endlich seine Müdigkeit. Die längere Einnahme des Mineralstoffs Nr. 3 konnte dies stabilisieren, sodass keine weiteren Eisenpräparate notwendig wurden, was ihn sehr entlastete, denn die Eisenpräparate hatten seinen Magen stark belastet. Wird bei einer Blutuntersuchung ein Eisenmangel festgestellt, muss ein eisenhaltiges Präparat genommen werden. Vielfach kommt es unter der Einnahme zu einer Besserung des Blutwertes. Nach Absetzen des Präparates sinkt der Wert erneut und es zeigt sich, dass der Körper das Eisen nicht „halten“ konnte. Erst wenn zusätzlich der Betriebsstoff Eisen (Nr. 3 Ferrum phosphoricum) genommen wird, ist der Körper in der Lage, die grobstoffliche Zufuhr zu verwerten und zu halten.
2. Wahrscheinlich haben Sie in Ihrem Leben auch einmal eine versalzene Speise zu sich genommen. Nach der Aufnahme einer übermäßigen Menge Salz entsteht Durst. Dies ist eine natürliche Reaktion des Körpers, um mit einer erhöhten Flüssigkeitszufuhr die Salzkonzentration zu verdünnen. In dieser Situation könnten Sie auch – anstatt zu trinken – den Mineralstoff Nr. 8 Natrium chloratum zu sich nehmen. Der Durst verschwindet! Der Körper hat durch die Aufnahme des Betriebsstoffes die Möglichkeit bekommen, das Zuviel an Kochsalz zu steuern.
3. Bei einem Mangel an den Calcium-Betriebsstoffen ist der Organismus nicht mehr in der Lage, den Baustoff Calcium zu steuern. Es kommt zu Ablagerungen an den Knochen oder zu Steinbildungen in den Organen Galle und Nieren.
   Ich habe einen achtjährigen Jungen in der Beratung begleitet, der seit seinem fünften Lebensjahr an Nierensteinen litt. Er trank leidenschaftlich gern Milch

und die Mutter achtete wegen der Zähne besonders auf calciumreiche Ernährung. Er zeigte einen extremen Mangel an der Nr. 2 Calcium phosphoricum. Nachdem er mit den Mineralstoffen nach Dr. Schüßler versorgt und seine Ernährung umgestellt worden war, verschwanden seine Beschwerden. Nach einem halben Jahr waren keine Steine mehr feststellbar und das ist bis heute, drei Jahre später, auch so geblieben.

Ein Mangel an Betriebsstoffen innerhalb der Zelle führt zu einem Mangel an Baustoffen außerhalb der Zelle. Mit den Mineralstoffen nach Dr. Schüßler unterstützen wir gezielt unseren Haushalt an Betriebsstoffen, mit einer ge-

Die Lehre Schüßlers wird unterschiedlich ausgelegt

Durch die Renaissance der biochemischen Heilweise sind unterschiedliche Herangehensweisen und unterschiedliche praktische Empfehlungen in der Öffentlichkeit bekannt gemacht worden. Oft kommen Menschen zu mir in die Seminare und Vorträge und zeigen mir eine Zeitschrift oder ein Buch mit anderen Dosierungen oder Empfehlungen, als ich sie vertrete. Diese Unterschiede sind bereits in der Entstehungsgeschichte der biochemischen Heilweise angelegt. Die Tatsache, dass das Prinzip der homöopathischen Potenzierung genutzt wird, führt bis heute zu unterschiedlichen Auslegungen der Lehre Schüßlers. Schüßler selbst äußerte sich hierzu: „Der Grundsatz, nach welchem ein Mittel gewählt wird, drückt diesem sein Gepräge auf." Am Ende steht das Ergebnis. Hilft es Ihnen?

Schüßler selbst ging davon aus, dass seine Lehre weiterentwickelt würde. Seit Schüßlers Tod sind über 100 Jahre vergangen. Wir finden heute andere Lebensbedingungen vor, haben andere Forschungserkenntnisse zur Verfügung. Eine moderne Biochemie muss sich daran messen lassen, inwieweit sie dies berücksichtigt und in der Praxis überprüft.

Meine Empfehlungen basieren auf dem Studium der biochemischen Literatur, den Jahren der Ausbildung und Hunderten von Erfahrungen, die ich direkt machen konnte oder deren Berichte ich in den Seminaren von den Anwenderinnen und Anwendern bekommen habe.

Die Antlitzanalyse

Am Gesicht eventuelle Mineralstoffbedarfe zu erkennen, ist für viele Menschen sehr geheimnisvoll, fast unheimlich. „Was sehen Sie denn bei mir?", werde ich häufig gefragt. Ich erkläre dann, dass aus den vielen praktischen Erfahrungen im Umgang mit den Mineralstoffen nach Dr. Schüßler über die Jahrzehnte eine Kenntnis darüber entwickelt wurde, welche Anhaltspunkte im Gesicht einen bestimmten Mineralstoffbedarf anzeigen.

Auf welchen Grundlagen wurde die Antlitzanalyse entwickelt?

Schüßler hat die Menschen, die er als Arzt mit den Mineralstoffen behandelte, sehr genau beobachtet. Ihm fiel auf, dass bestimmte Zeichen im Gesicht bei bestimmten Mineralstoffmängeln (z. B. das „Kochsalzgesicht") auftraten und sich nach Gaben der jeweiligen Mineralstoffe im Gesicht Veränderungen vollzogen. Er wies auch darauf hin, dass durch das Studium des Gesichts verborgene Krankheiten erkannt werden könnten. Seine Aufforderung, eine „Antlitzdiagnose" zu entwickeln, wurde von Kurt Hickethier (1891–1958) aufgegriffen. Kurt Hickethier hatte mit den Mineralstoffen nach Dr. Schüßler Beschwerdefreiheit bei seiner schweren Erkrankung (Bechterew'sche Krankheit) erreicht. Er beschäftigte sich fortan mit den Mineralstoffen, aber auch mit anderen Möglichkeiten der Gesundheitsförderung. In seiner vielfältigen Praxis und mit erstaunlicher Beobachtungsgabe stellte er für elf Mineralstoffverbindungen Anzeichen im Gesicht fest.
Die besonderen Möglichkeiten der Antlitzdiagnose sah er in der Beantwortung der Frage: „Was fehlt mir?" Die Lehre Schüßlers erweiterte er auch um die Dimension der Gesundheitsprophylaxe, insbesondere in der Sorge um die Kinder. „Somit soll es unser Bestreben sein, nicht nur abwehrend und beseitigend, sondern vor allem vorbeugend zu wirken im Kampf zwischen Leben und Tod" (Kurt Hickethier).
Er betonte die Chancen der Antlitzdiagnostik für eine „uneingeschränkte Gesundheitspflege der Kinder", um etwaige Leiden und Störungen abzuwenden. Heute ist die Aufforderung Hickethiers „Lest es vom Gesicht ab, was euch und euren Lieben fehlt!" aktueller denn je. Impulse für die weitere Entwicklung gab Thomas Feichtinger, der die Grundlagen der Antlitzanalyse vertiefte.

Wegweiser zum notwendigen Mineralstoff

Die Antlitzanalyse ist eine hervorragende Möglichkeit, die Bedarfe an den Mineralstoffen zu erkennen. In der Antlitzanalyse achten wir auf Färbungen, Strukturen,

Falten der Gesichtshaut und andere Veränderungen im Gesicht. Für jeden Mineralstoff gibt es Zeichen. Lange bevor sich Krankheiten zeigen, werden die Bedarfe im Gesicht anhand der antlitzanalytischen Kennzeichen deutlich. Die Antlitzanalyse ist daher ideal einsetzbar in der Gesundheitsprophylaxe!
Ich spreche bewusst nicht von Diagnose, denn mit diesem Wort wird allgemein die Möglichkeit verbunden, eine Aussage über die Verfasstheit oder Störungen der Organe zu treffen. Zeigt das Gesicht z. B. einen Bedarf an dem Mineralstoff Nr. 6 Kalium sulfuricum an, kann keine Aussage darüber gemacht werden, ob die Bauchspeicheldrüse, deren Betriebsstoff dieser Mineralstoff ist, geschädigt wäre.
Das Gesicht drückt die Befindlichkeit des Menschen deutlich aus. Die Gesichtshaut als sensibelster Bereich des Körpers wird am meisten durchblutet. Sie ist allen äußeren Bedingungen ausgesetzt wie z. B. dem Regen, der Sonne, dem Wind. Sie gibt Hinweise auf die innere Verfasstheit des Menschen.
Wir alle beschäftigen uns mit Gesichtern. Sie haben sicherlich schon einmal das Erlebnis gehabt, einen Menschen zu treffen und zu denken: Der sieht aber alt aus. Was haben Sie gesehen? Vielleicht war die Haut welk und voller Falten. Auf jeden Fall haben Sie wahrgenommen, dass die Verfasstheit des Gesichts und seiner Haut nicht dem biologischen Lebensalter entsprach. Sie wussten nur nicht, warum, und was fehlt. Mit der Antlitzanalyse haben Sie die Möglichkeit, eine Antwort auf diese Fragen zu geben.
Es ist grundsätzlich für jeden Menschen möglich, die Antlitzanalyse zu erlernen, so wie jeder Mensch Lesen und Schreiben erlernen kann. Nicht jeder Mensch wird eine Leseratte, nicht jeder Mensch wird Schriftsteller. Sie können sich Grundkenntnisse aneignen, die für Ihren täglichen Bedarf von Nutzen sind. Wenn Sie eine maßgeschneiderte Einnahmeempfehlung mit Antlitzanalyse wünschen oder spezifische Probleme haben, können Sie ausgebildete und erfahrene Beraterinnen und Berater aufsuchen.
Bei den einzelnen Mineralstoffen werden die antlitzanalytischen Kennzeichen beschrieben. Schauen Sie Ihr Gesicht mit neuen Augen an!

Mineralstoffspeicher füllen

Warum ist es wichtig, die Mineralstoffe zur Gesundheitsvorsorge einzusetzen? Die Antwort finden wir in der weisen Hierarchie unseres Wunderwerkes „Körper“: Entsteht ein Bedarf an Mineralstoffen, sollte dieser zunächst aus den vorhande-

nen Betriebsspeichern gedeckt werden. Die Ausstattung hierfür haben wir zunächst mit dem Zeitpunkt unserer Geburt mitgebracht. Defizite, die die Mutter bereits hatte, und/oder eine schlechte Versorgung während der Schwangerschaft führen dazu, dass bereits Säuglinge mit erheblichen Mineralstoffmängeln zur Welt kommen. Ab dem Zeitpunkt der Geburt verbraucht der Mensch in der Vielfalt des Lebens auf physischer und psychischer Ebene Mineralstoffe. Über eine vollwertige versorgende Ernährung und eine angepasste Lebensweise können die laufenden Bedarfe ohne Weiteres gut gedeckt werden.
Sind die Betriebsspeicher der Mineralstoffe nicht ausreichend gefüllt, bleiben zwei Möglichkeiten:

1. Der Körper schränkt seinen Betrieb ein, um die lebenswichtigen Bereiche weiterhin gut zu versorgen. Es kommt zu Störungen. Die können zunächst, je nach Mineralstoff, keine besonderen Einschränkungen bedeuten und werden als „kosmetisches Problem" wahrgenommen: Die Fingernägel brechen, die Haare werden dünner, die Gelenke knacken.
2. Der Körper baut Mineralstoffe aus seinen Langzeitspeichern ab, um den laufenden Bedarf zu decken. Es kommt zum Abbau von Gewebe oder Knochen, zu Störungen der Organtätigkeit.

Beispiel: Als Kind hatte ich bereits einen ausgeprägten Schokoladenhunger. Ich sparte jeden Pfennig, um mir die ersehnte Schokolade kaufen zu können. Ich schlief schlecht ein und morgens wollte ich nicht wach werden. Zeichen eines Mangels an Nr. 7 Magnesium phosphoricum! Die Erwachsenen bewunderten meine gesunde Röte der Wangen. Sie wussten nicht, dass die Karmesinröte dieser Wangen einen Bedarf an der Nr. 7 Magnesium phosphoricum anzeigte.
Als junge Frau litt ich sehr unter Menstruationskrämpfen, die ich nur durch die Einnahme von Schmerzmitteln aushielt. Die Krämpfe steigerten sich und mit 28 Jahren wurde die erste Bauchspiegelung bei mir gemacht – ohne Befund.
Ich bekam zwei Kinder und bei beiden Geburten zog sich die Gebärmutter nach der Geburt nicht ausreichend zusammen. Es bestand jedes Mal akute Lebensgefahr. Bei der ersten Geburt wurde die Ursache in einer schwierigen Plazentaablösung gesehen. Nach der zweiten Geburt sprachen die Ärzte von einem „genetischen Defekt" und rieten mir von weiteren Schwangerschaften ab.
Heute weiß ich, dass die Gebärmutter den Betriebsstoff Magnesium phosphoricum für ihre Kontraktionen braucht. Ich bekam auch Wehenmittel, weil die

Wehen nicht stark genug waren, und offenkundig war mein Körper mit dem Geburtsvorgang überfordert. Aus der Sicht der Biochemie nach Dr. Schüßler ein extremes Defizit an Magnesium phosphoricum!
Meine Unterleibskrämpfe steigerten sich zwischenzeitlich derart, dass auch Schmerzmittel, selbst Morphiumpräparate, keine Entlastung brachten.
Es begann eine Odyssee von Untersuchungen, darunter Bauch- und Darmspiegelungen, doch niemand fand eine Ursache für meinen Zustand.
Die Biochemie erklärt, dass bei einem extremen Mangel an Magnesium phosphoricum die unwillkürliche Muskulatur (z. B. Darm, Gebärmutter) verkrampft, und diese situative Verkrampfung ist bei den Untersuchungen verständlicherweise nicht sichtbar gewesen, löste aber meine Schmerzen aus.
Mittlerweile hatte ich Herzprobleme (auch das Herz braucht Magnesium phosphoricum!). Die ärztliche Diagnose war: Das Herz ist zu groß und die Herzklappe schließt nicht richtig. Bei weiteren Beschwerden sollte ich in eine Fachklinik eingewiesen werden.
Meine Speicher an Magnesium phosphoricum waren jetzt derart erschöpft, dass der Körper nicht mehr in der Lage war, zentrale Lebensfunktionen ausreichend zu versorgen.
An diesem Punkt in meinem Leben fand ich die Mineralstoffe nach Dr. Schüßler. Tag um Tag ging es mir besser und bis zum heutigen Tag habe ich keine Krämpfe mehr erlebt. Herzbeschwerden habe ich nie wieder gehabt. Viele Einzelprobleme fanden ihre Erklärung im biochemischen Zusammenhang.
Die von mir selbst gewählte hohe Dosierung konnte ich mit der Zeit zurücknehmen und durch eine veränderte Lebensweise und Ernährung das Auffüllen meiner Speicher an Magnesium phosphoricum unterstützen.

Wichtig: Wird bei einem einzelnen Mineralstoff ein gravierendes Defizit festgestellt, muss dieser einzeln in einer hohen Dosierung zugeführt werden.

Während ich dieses Buch schreibe, verbrauche ich u.a. sehr viel von dem Mineralstoff Nr. 5 Kalium phosphoricum. Das ist der Mineralstoff, der für unsere Gehirnmasse benötigt wird und für unseren Energiehaushalt. Wird der Bedarf nicht ausreichend gedeckt, erscheint auf der Gesichtshaut, vor allem am Kinn, ein gräulicher Hauch. Wer die Antlitzanalyse beherrscht, kann bereits jetzt den Mineralstoff zu sich nehmen und die Betriebsspeicher füllen.

Ist der Mineralstoff nicht ausreichend für den weiteren Bedarf vorhanden, wird der Körper ihn aus Speichern herauslösen, um ihn für den dringenden Bedarf zur Verfügung zu stellen. Bei einem chronischen Mangel an Nr. 5 Kalium phosphoricum kommt es zunächst zum Zahnfleischbluten. Bei einem lang anhaltenden chronischen Mangel wird weiteres Gewebe abgebaut, im Falle der Nr. 5 Kalium phosphoricum das „Gehirnschmalz". In der Antlitzanalyse erkennen wir dies an den eingefallenen Schläfen.

Wer nur verbraucht, aber dem Körper nicht ausreichend zum Wiederauffüllen zur Verfügung stellt, wird ab einem bestimmten Zeitpunkt – und der ist sehr individuell – Substanz abbauen. Das Geld, das Sie für Ihr tägliches Leben verbrauchen, sollte auch Ihrem Einkommen entsprechen. Wenn nicht, werden Sie Schulden machen, vielleicht sogar Hypotheken aufnehmen müssen. Zahlen Sie Ihre Schulden nicht zurück, gibt es Konsequenzen. Sie werden gepfändet, verlieren vielleicht Eigentum oder sogar die Grundlage Ihrer wirtschaftlichen Existenz.

Schulden an der Gesundheit sind Hypotheken für die eigene Zukunft oder positiv formuliert: Investieren Sie in Ihre Gesundheit, legen Sie Gesundheitsfonds für die Zukunft an!

Unser Ziel ist es daher, den laufenden Betrieb des Körpers ausreichend mit Mineralstoffen zu versorgen und sofern Speicher bereits angegriffen sind, genügend Mineralstoff zur Verfügung zu stellen, damit die Langzeitspeicher wieder gefüllt werden können. Das ist wichtig, um Belastungssituationen ohne körperliche Einschränkungen und Störungen bewältigen zu können und auch im Alter vital zu bleiben.

Ganzheitliche Gesundheitspflege

Nehmen wir noch einmal das Bild des Bauwerkes. Die Mineralstoffe nach Dr. Schüßler unterstützen unseren Bedarf an Betriebsstoffen. Was aber, wenn die Arbeiter auf der Baustelle zwar Maschinen und Bindemittel haben, jedoch keinen Baustoff? Wir brauchen auch Fenster und ein Dach. Das Haus will eingerichtet sein mit Mobiliar. Wir wollen Strom und Wasser. Und wir gestalten mit Bildern und Gardinen unsere Räume. Die Liste ließe sich weiter fortsetzen.
Beim genaueren Hinsehen zeigt sich, dass für unser Bauwerk viele unterschiedliche Dinge berücksichtigt werden müssen.
Der Mensch ist ein vielschichtiges Wesen. Unsere Vitalität ist von der Gesamtheit unseres Lebens abhängig. Mit den Mineralstoffen nach Dr. Schüßler habe ich selbst die Kraft bekommen, andere Ebenen anzuschauen, zu überprüfen, zu verändern. Für uns als Menschen gibt es Regeln für die Gesundheit, die wir beachten müssen, sofern wir nicht über Kräfte verfügen, die übermenschlich sind, z. B. fliegen können, ohne Nahrung leben ...

Die Mineralstoffe nach Dr. Schüßler können die Kraft geben, Veränderungen auf anderen Ebenen des Lebens anzugehen. Die Mineralstoffe nach Dr. Schüßler sind somit Anfang oder Beitrag eines Gestaltungsprozesses, der neue Lebensqualität in sich birgt.

Im Folgenden werden Eckpunkte einer ganzheitlichen Gesundheitspflege dargestellt, die sich in meiner Beratungspraxis als wesentlich herausgestellt haben. Mit Beachtung dieser Eckpunkte können wir die Bedingungen verbessern, die Grundlage einer optimalen Wirkung der Mineralstoffe sind.

Ernährung

Die Ernährung ist das Fundament und liefert die Baustoffe und weitere Materialien für unser Bauwerk! Die einfachste Art, Mineralstoffmängeln vorzubeugen und die Einnahme der Mineralstoffe nach Dr. Schüßler zu optimieren, ist eine ausgewogene und vollwertige Ernährung. Eine einseitige Mangelernährung gibt nicht, sie nimmt dem Körper. Zudem sollte das Essen, das wir zu uns nehmen, unsere Sinne anregen und vor allem: schmecken!

Es gibt nicht die (!) richtige Ernährung, aber Grundregeln der Ernährung. So individuell wie der Mensch ist, so sollte auch seine Ernährung ihm entsprechen.
Oft entwickeln sich ungesunde Bedürfnisspiralen wie z. B. durch die übermäßige Zufuhr von einfachem Industriezucker. Der Weg zwischen Magen und Mund scheint oft das Gehirn, das Bewusste, auszuschließen. Einmal unterbewusst gespeichert, dass die Schokolade Entlastungsgefühl in Stresssituationen bringt, greifen Menschen immer wieder gierig zur Schokolade.
Einen Ausweg aus der Spirale findet der Mensch, der nun bewusst den Bedürfnissen seines Körpers nachgeht und diesen gerecht wird, indem er beispielsweise in diesem Fall die Nr. 7 Magnesium phosphoricum nimmt, Schritt für Schritt die Ernährung umstellt und nach neuen Möglichkeiten der Stressbewältigung sucht. Auf diese Weise können gesundheitsfördernde Ernährungsgewohnheiten im Alltag Platz finden.
Ich selbst halte nicht viel von einengenden Plänen und Vorschriften, da diese die Gestaltungsfreude hemmen und daher in der Regel nur kurzfristig befolgt werden. Besser sind Grundregeln, die jedem Menschen ermöglichen, eine individuelle und langfristige Anpassung vorzunehmen.

Fünf Punkte, die weiterhelfen:

1. Achten Sie auf eine breite Auswahl der verschiedensten Nahrungsmittel!

Vor allem die richtige Zusammensetzung der Nahrung ist entscheidend: eine ausreichende Versorgung mit Vitaminen und Mineralstoffen, verbunden mit dem richtigen Verhältnis an Grundnährstoffen (Kohlenhydrate, Eiweiße, Fette), kombiniert in einer vollwertigen Mahlzeit. Der Eiweiß- und Fettbedarf sollte in erster Linie über pflanzliche, nicht über tierische Produkte gedeckt werden.
Kohlenhydrate sollten beim gesunden Menschen mit 50 % an der Nahrung beteiligt sein. Sie liefern dem Körper die nötige Energie und verbleiben auch am längsten im Körper. Gerade bei Kohlenhydraten gibt es große Unterschiede, was den Vitalstoffgehalt angeht. Mindestens 30 % sollten in Form von naturbelassener Rohkost verzehrt werden. Langkettige Kohlenhydrate, die in Kartoffeln, Vollkornprodukten, Gemüse oder Salat enthalten sind, sind empfehlenswert.
Genussmittel wie Süßigkeiten, Alkohol, gezuckerte Getränke und alle mit raffiniertem Zucker versetzten Lebensmittel enthalten zwar Energie, aber keine Vitamine, Mineralstoffe und Spurenelemente. Sie sollten die Ausnahme von der Regel sein und im täglichen Speiseplan nicht auftauchen. Gleiches gilt für durch

Zusätze veränderte Kohlenhydrate, die beispielsweise in mit Weißmehl produzierten Backwaren enthalten sind, oder für polierten Reis. Diese einfachen Kohlenhydrate führen zu einer hohen Insulinausschüttung und in der Folge wird mehr Fett in die Fettzellen transportiert und der Fettabbau insgesamt gehemmt.
Fette sollten höchstens 35 % unserer Nahrung ausmachen. Man unterscheidet gesättigte und ungesättigte Fettsäuren. Gesättigte Fettsäuren befinden sich hauptsächlich in tierischen Fetten, sind zudem in vielen Nahrungsmitteln „versteckt" (Schokolade, Plätzchen, Wurstwaren, Käse etc.). Im Übermaß verzehrt, schädigen sie den Körper.
Dagegen ist die Aufnahme mehrfach ungesättigter Fettsäuren, die z. B. in großen Mengen in Fisch enthalten sind, wichtig. Hochwertige Öle können mit der täglichen Nahrung zugeführt werden. Verwenden Sie unterschiedliche Öle (Olivenöl, Sojaöl, Distelöl, Rapsöl ...), um unterschiedliche ungesättigte Fettsäuren aufzunehmen.
Ähnlich wie es bei Fetten der Fall ist, wird auch Eiweiß dem Körper häufig in zu hohen Mengen und vor allem über tierische Nahrungsmittel zugeführt. Idealerweise sollte Eiweiß mit 15 % an unserer Nahrungszusammensetzung beteiligt sein. Vorzugsweise sollten Sie Ihren Eiweißbedarf mit Fisch, Geflügel, Milchprodukten, Hülsenfrüchten, Kartoffeln und Getreide decken. Vollkornprodukte enthalten mehr Eiweiß als Fleisch!

2. Nehmen Sie vollwertige und biologische Kost!

Meiden Sie Lebensmittel, die chemisch behandelt und ihres Nährstoffgehaltes beraubt wurden. Verwenden Sie nach Möglichkeit Nahrung aus biologischem Anbau, frisch und unbehandelt, z. B. Vollwertgetreide (Hirse, Gerste, Hafer), Amarant, Naturreis, frisches Gemüse, dunkle Blattsalate.
Diese Lebensmittel versorgen uns auch mit Energie, Vitaminen, Mineralstoffen, Faserstoffen.
Nutzen Sie schonende Zubereitungsmethoden wie z. B. das Dampfgaren, um die reichen Inhaltsstoffe der Nahrung zu erhalten. Meiden Sie Zubereitungen in der Mikrowelle, die die Nährstoffe zerstört.
Probieren Sie aus und verwenden Sie vor allem einheimische Lebensmittel je nach Saison.
Vielleicht haben Sie sogar die Möglichkeit, einen kleinen Kräutergarten anzulegen. Frische Kräuter geben dem Essen wunderbare Geschmacksnoten und versorgen uns zugleich mit feinstofflichen Mineralien.

3. Nutzen Sie das Prinzip „Morgens Schwerverdauliches und zum Abend Leichtverdauliches“!

Auch unsere Verdauung unterliegt einem Tagesrhythmus. Viele Menschen gewöhnen sich aufgrund ihres hektischen Lebensalltages daran, am Abend eine große Hauptmahlzeit zu sich zu nehmen. Damit überfordern wir unser Verdauungssystem, das am Abend zur Ruhe kommen möchte, genau wie wir selbst.
Schauen Sie unter diesem Gesichtspunkt Ihren Arbeitsalltag neu an: Vielleicht können Sie etwas Obst oder Rohkost mitnehmen, vielleicht gibt es eine Aufwärmmöglichkeit...
Wichtig: Essen Sie keine Rohkost am Abend! Die Nahrung gärt dann im Darm und es entstehen Fuselalkohole, die Leber und Darm belasten.
Essen Sie nicht kurz vor dem Schlafengehen. Nachts braucht der Körper seine Kraft für die Erneuerung und Heilung!

4. Kauen Sie Ihr Essen gründlich!

Wird die Nahrung nicht vollständig gekaut, wird sie auch nicht vollständig verdaut! Die Verdauung beginnt im Mund. Ein gründliches Kauen fördert auch die Herauslösung feinstofflicher Mineralien aus der pflanzlichen Nahrung und ermöglicht die Aufnahme über die Mundschleimhaut.
Der Speichel ist alkalisch und der Magen die sauerste Stelle unseres Körpers. Ausreichend Speichel puffert die Magensäure ab und schafft ein ausgeglichenes Magenmilieu. Unterstützt wird dies durch ansprechende Speisen, die uns „das Wasser im Munde“ zusammenlaufen lassen. Kauen fördert auch die Blutversorgung des Gehirns und trainiert die Muskeln von Mund, Kiefer und Hals.

5. Trinken Sie ausreichend Wasser!

Ganz besonders wichtig ist es, auf eine ausreichende Flüssigkeitszufuhr zu achten! Ein erwachsener Mensch sollte ca. zwei Liter Flüssigkeit am Tag zu sich nehmen. Die genaue Menge ist individuell unterschiedlich. Unsere Bedarfe verändern sich z. B. im Sommer, wenn wir mehr Flüssigkeit über die Haut ausscheiden.
Trinken Sie einfaches Wasser ohne Zusätze, eventuell Mineralwasser, verdünnte Tees.
Ein Problem stellen kalte Getränke dar, die dem Körper zusätzliche Energien abverlangen. Getränke mit Geschmacksstoffen täuschen unser Durstgefühl und wer zu viel trinkt, weil es so gut schmeckt, belastet die Nieren.
Probieren Sie einmal abgekochtes heißes Wasser! Es gibt Kraft und Energie!

Hinweis: Eine vollwertige Ernährung ist nicht durch künstliche Präparate zu ersetzen. Bei extremen Bedarfen genügt die Umstellung der Ernährung jedoch nicht immer. Es gibt Situationen, die den Bedarf an Vitalstoffen erhöhen. Insbesondere der alltägliche Stress durch Beruf und Privatleben, Krankheiten oder auch eine Schwangerschaft zehren an den Kräften. Durch Zusätze veränderte Kost sowie Verarbeitungs- und Zubereitungsformen, die Mineralstoffe zerstören, und einseitige Ernährung und vor allem einseitige Diäten können zu erheblichen Mängeln führen. Wenn Sie unsicher sind, ob Sie kurweise zusätzliche Vitalstoffe nehmen müssten, lassen Sie sich qualifiziert beraten. Nutzen Sie reine Gemüse- und Obstsäfte, die konzentrierte Vitalstoffe enthalten.

Zahnpflege

Eine wesentliche Voraussetzung, um kauen zu können, ist ein funktionsfähiges Gebiss – und umgekehrt: Das Kauen unterstützt die Erhaltung des Gebisses.
Unsere Zähne, auch die bleibenden, werden bereits in der Schwangerschaft angelegt. Sie bestehen aus Kalzium, Magnesium und weiteren Mineralien. Die Art der Ernährung der Mutter während der Schwangerschaft ist von grundlegender Bedeutung für die Beschaffenheit der Zähne, für die Konstitution. Die Einstellung der Mutter ist für die weitere Entwicklung ebenfalls von grundlegender Bedeutung. Die Kieferentwicklung und optimale Nahrungsaufnahme werden unterstützt durch das Stillen. Später spielen dann die tägliche Ernährung und Zahnpflege eine bedeutende Rolle für den gesunden Erhalt der Zähne. Trotz zahlreicher Prophylaxemaßnahmen und Aufklärungsaktionen in Kindergärten und Schulen ist Karies nach wie vor eine Volkskrankheit. Eine nachhaltige Besserung wird perspektivisch nur über eine Ernährungsumstellung und eine veränderte Lebensweise zu erreichen sein.
Mit dem heutigen Stand wird es wohl wenig Gebisse von über 30-Jährigen in unserer Gesellschaft geben, die keine Füllung, keinen Zahnersatz haben. Die zahnärztlichen Materialien und Methoden haben sich verändert, trotzdem erlebe ich auch Kinder in meiner Beratungspraxis, die Amalgamfüllungen im Mund haben. Hieraus können starke gesundheitliche Belastungen entstehen.
Verschiedene Amalgamfüllungen im Mund (mit einem unterschiedlich hohen Anteil der diversen Metalle) können zu elektrischen Spannungen führen.

Aufgrund der elektrochemischen Spannungsreihe kommt es zu mehr oder weniger hohen Spannungen und über den Speichel zum Stromfluss. Unsere Nervenleitungen funktionieren auch „elektrisch", folglich können Amalgamfüllungen Beschwerden an anderen Stellen des Körpers (Schulter, Gelenke, Organe) auslösen. Es ist auch vorstellbar, dass diese Ströme im Mund die Reizleitung der Nervenübertragung im Gehirn beeinflussen.
Durch die elektrische Spannung im Mund kommt es zur Säurebildung. Der veränderte pH-Wert im Mund ist grundsätzlich problematisch. Durch sauren Speichel können Metall-Ionen (bis zu 32 verschiedene Metalle in einer Füllung, Quecksilberlegierung u. a. mit Silber, Zinn, Kupfer, Zink, Nickel, Cadmium!) herausgelöst werden. Diese werden über die Mundschleimhaut aufgenommen und führen zu einer schleichenden Vergiftung des Körpers. Geht die Füllung bis an den Nerv, besteht die Gefahr von metallisch-giftigen Ablagerungen an den Nervenleitbahnen.
Tote Zähne, Wurzelreste, schief liegende Weisheitszähne, nicht aus dem Kiefer herausgewachsene Zähne können ebenfalls die körperlichen Kräfte blockieren.
Die permanente Belastung durch Säure, Strom und Gift zehrt an den Mineralstoffvorräten. Wir können ohne Weiteres von einem Dauerstörfeld sprechen.
Für die Gesundung und Gesunderhaltung ist es daher sehr wichtig, Zähne und Gebiss besonders zu beachten und eventuell zu „sanieren". In ganzheitlichen zahnärztlichen Praxen finden Sie hierfür eine kompetente Beratung!
Über die Zähne ergibt sich ein enger Zusammenhang zum Bewegungsapparat: „Der Mensch besitzt zweiunddreißig Zähne und zweiunddreißig Rückenwirbel. Im Verlauf der Schwangerschaft wandert die eine Reihe dieser kleinen Knochen nach oben in den Mundraum und bildet die Zähne, die zweite Serie nimmt ihren Platz weiter unten ein und formiert sich zur Wirbelsäule. Die Beziehung zur Wirbelsäule bleibt das ganze Leben lang bestehen" (Ohashi, Körperdeutung, s. Literaturverzeichnis).

Bewegung

Der Bezug zur Wirbelsäule verweist uns auf die Thematik der Bewegung.
Bewegung ist Leben, Leben ist Bewegung!
Die Bedeutung körperlicher Bewegung ist allgemein bekannt. „Fitnessbewegungen" leben auf wie z. B. das Nordic Walking und erfassen Teile der Bevölkerung.
Auch für die Aufnahme und Verwertung der Mineralstoffe spielt die Bewegung eine bedeutende Rolle. Calcium z. B. kann im Körper überhaupt nur durch

Bewegung „eingebaut" werden. Im Mittelpunkt steht hierbei die Regelmäßigkeit, die Bewegung im alltäglichen Leben.
Ich selbst hatte das Glück, auf dem Land aufzuwachsen. Als Kinder spielten wir jeden Tag draußen, auf den Holzstangen übten wir „Ballett", auf den Bäumen das Klettern. Der sonntägliche Familienspaziergang war selbstverständlich.
Heute leiden viele Kinder unter Bewegungsmangel oder kennen körperliche Bewegung vor allen Dingen über organisierte Kurse, sodass sie nur noch „bewegt werden" und sich nicht selbst bewegen. Computerspiele, Fernseher etc. fördern diese Passivität schon im frühesten Alter. Heute gibt es Störungsbilder aufgrund motorischer Fehlentwicklung, die vor 20 Jahren noch nicht beobachtet wurden.
Es ist wichtig, schon ab dem Kleinkindalter die Freude an der Bewegung, vor allen Dingen an der frischen Luft, zu fördern. Zum Beispiel mit

- einem Spaziergang im Wald: Hierbei können die Sinne gleichzeitig trainiert werden. Was sehe ich für Farben? Welche Geräusche höre ich? Was rieche ich?
- Hüpfspielen: Sie fördern die motorische Geschicklichkeit und unterstützen die Entwicklung des Gehirns.
- einem Trampolin, einer Kletterwand im Zimmer

Neue Bewegungen können im alltäglichen Leben eingeführt werden: einen Weg zu Fuß gehen, anstatt mit dem Auto zu fahren, das Fahrrad nutzen, den Körper bewusst ausstrecken.
Schauen Sie sich Ihren Alltag unter diesem Gesichtspunkt genauer an! Sie werden sicherlich Ansatzpunkte für die eigene Veränderung finden!
Der tägliche – auch kurze – Spaziergang bringt auch Erholung für Psyche und Geist.

Psychisches Wohlbefinden

Bei einer ganzheitlichen Betrachtung gehören körperliche und seelische Pflege gleichberechtigt zur Gesundheitspflege. Aus der Vielzahl der damit verbundenen Aspekte sind zwei besonders hervorzuheben:

1. Die Lebenseinstellung:
   Unser Wohlbefinden ist abhängig von der Einstellung, mit der wir Lebensumstände gestalten. Ist das Glas halb voll oder ist es halb leer? Vertraue ich auf eine Lösung oder verzweifle ich?

Eine negative, pessimistische Lebenseinstellung belastet die körperlichen Kräfte, z. B. Blutdruck, Verdauung, Magen, und damit auch unsere Mineralstoffvorräte.

2. Der Wechsel zwischen Spannung und Entspannung:
   Eine gute Versorgung mit Mineralstoffen ist die Voraussetzung dafür, dass die Zellen ihr eigenes Schwingungsfeld aufbauen können. Organe und andere Körperteile ergeben gemeinsam ein körpereigenes Schwingungsfeld. Stress und Reizüberflutung bringen die natürlichen Schwingungen unseres Körpers aus dem Takt! Eine Stunde Fernsehen z. B. benötigt sechs Stunden Regenerationszeit für das Gehirn.

Hinweis: Leichte Reize fachen die Lebenskraft an, mittlere Reize verstärken die Lebenskraft, starke schwächen und extrem starke lähmen sie (Arndt-Schulz'sches Reizgesetz).

Jeder Mensch hat einen individuellen Rhythmus! Das Herz wird in seinem schwingenden Rhythmus über das vegetative Nervensystem gesteuert. In einem entspannten Zustand dominiert der Parasympathikus und das Herz folgt dem Rhythmus des Atems. Im Stress dominiert der Sympathikus und der Herzschlag folgt den Rhythmen des Blutdrucks und der peripheren Gefäßdurchblutung. Um gesund zu bleiben, brauchen wir ein Gleichgewicht im Tagesablauf zwischen Spannung und Entspannung. Auch hierbei geht es wieder um die Veränderung im alltäglichen Leben, die Schritt für Schritt das Wohlbefinden stärkt.

Tipps, damit Sie den eigenen Rhythmus finden und stärken:

1. regelmäßiger Schlaf (sieben bis acht Stunden);
2. regelmäßige Mahlzeiten über den Tag verteilt, die in Ruhe eingenommen werden;
3. Pausen: In einem Zeitraum von 90 Minuten sollten 75 Minuten der konzentrierten Arbeit und 15 Minuten der Entspannung möglich sein; zwei Tage der sieben Tage in einer Woche für die Entspannung (kein Freizeitstress!);
4. den eigenen Tagesrhythmus (Morgenmuffel, Abendmensch ...) spüren und respektieren;

5. Atemübungen durchführen;
6. Reizüberflutung, Stress ohne Pausen vermeiden.

Wer am Tag im Dauerstress ist, trägt den Stress mit in die Nacht. Das erschwert die Erholung und Regeneration des Organismus sehr. Die Entfaltung des eigenen Tagesrhythmus unterstützt deshalb auch in dieser Hinsicht unsere körperlichen Kräfte!

Schlafplatzhygiene

Die Schlafenszeit in der Nacht ist die wichtigste Zeit der Regeneration für unseren Körper! Der Schlaf dient der Erholung der Organe und der Zellerneuerung. Belastende Stoffe werden zur Ausscheidung bereitgestellt. Im Schlaf verarbeiten wir auch Erlebnisse der Wachphase und „reinigen" uns von überflüssigen Informationen, verarbeiten neue oder schlechte Erfahrungen. Ein regelmäßiger ausgleichender Schlaf bringt die einzelnen Körpersysteme in ihren Ablaufrhythmus.
Warum ist es wichtig, auf energetische Belastungen am Schlafplatz zu achten? Unser Körper hat ein eigenes Energiefeld. Die Mineralstoffe, in Flüssigkeit gelöst, zerfallen in elektrisch geladene Teilchen, Ionen genannt. Unser Körper insgesamt und insbesondere unser Mineralstoffhaushalt reagieren empfindlich auf energetische Einflüsse von außen.
Energetische Einflüsse können sein:

- elektromagnetische Felder (Strom);
- pulsierende Strahlung;
- Erdstrahlen.

Viele Einflüsse können wir nicht ausschalten. Das Handy beispielsweise ist heute selbstverständlicher Begleiter vieler Menschen geworden und überall „funkt" es um uns herum. Das Verhalten der anderen kann ich schwerlich beeinflussen, aber es bleibt meine eigene Entscheidung, welche technischen Möglichkeiten ich an welchem Ort und zu welchem Zeitpunkt einsetze.

Beispiel: Eine Freundin von mir hatte sich für ihre Wohnung ein neues Telefon mit Funkstation angeschafft, das sie als mobiles Telefon in ihrem Haus nutzen wollte, da sie aufgrund ihrer beruflichen Tätigkeit Anrufe zu jeder Zeit annehmen wollte. Als sie das Telefon zwei Monate lang genutzt hatte, stellten sich bei ihr massive Kopfschmerzen ein. Sie versuchte verschiedene Therapien, nahm auch die Mineralstoffe nach Dr. Schüßler. Nichts half. Im Gespräch, wann und wie die Kopfschmerzen eingesetzt hatten, war als einziger Anhaltspunkt die Neuanschaffung des Funktelefons herausgekommen. Sie entfernte das Telefon aus ihrer Wohnung und ab dem Moment traten keine Kopfschmerzen mehr auf.

Ihren Wohnbereich und vor allen Dingen Ihren Schlafplatz können Sie selbst gestalten und oft durch einfache Umstellungen Entlastung herbeiführen.

Insbesondere der Schlafplatz, an dem wir einen großen Teil unseres Lebens verbringen, verdient unsere besondere Aufmerksamkeit.

Um festzustellen, ob Ihr Schlafplatz belastet ist, können folgende Fragestellungen Anhaltspunkte bieten:

- Meiden Sie Ihr Bett? Schlafen Sie immer auf dem Sofa ein?
- Können Sie gut einschlafen?
- Haben Sie Beschwerden, die immer nachts auftreten?
- Wachen Sie morgens ausgeruht auf?
- Wann sind Ihre Beschwerden am stärksten, in der Früh?
- Haben Sie ein Stromkabel unter Ihrem Bett? Elektrogeräte im Schlafraum, z. B. einen Radiowecker?
- Haben Sie ein Funktelefon im Schlafraum? Oder ein Handy?
- Haben Sie einen Spiegel im Schlafraum?

Teil II: Die zwölf Mineralstoffe nach Dr. Schüßler

Die Ausgangsfrage der Biochemie lautet: Was braucht der Körper zur Entwicklung seiner vollen Vitalität? Bei körperlichen Störungen stellt sich somit die Frage: Was fehlt zur vollen Vitalität?
Schüßler selbst fand in Theorie und Praxis zwölf Mineralstoffverbindungen und deren wesentliche Funktionen für unseren Körper. Die Mineralstoffforschung hat seit Schüßlers Tod neue Erkenntnisse gewonnen und die Heilweise ist in der Anzahl der Mittel weiterentwickelt worden. Heute werden weitere Mineralstoffverbindungen angewandt. An die Beschreibung der zwölf grundlegenden Mineralstoffe nach Dr. Schüßler schließen sich daher Hinweise zu den Erweiterungsstoffen an.

Mineralstoffe nach Dr. Schüßler in den Potenzen D6 und D12

Die Mineralstoffe nach Dr. Schüßler werden dem Körper durch die Verdünnung so dargereicht, dass er sie direkt aufnehmen und verwerten kann. Die Verdünnung wird durch Potenzierung in Dezimalschritten erreicht, deshalb sind die Mineralstoffe nach Dr. Schüßler mit einem D und einer Zahl versehen. Im ersten Potenzierungsschritt werden neun Teile Milchzucker mit einem Teil des betreffenden Mineralstoffs verrieben. Das ergibt die erste Dezimalpotenz = D1. Nun werden ein Teil der D1-Verreibung und neun Teile Milchzucker miteinander verrieben, um die zweite Dezimalpotenz zu erreichen. Für jede weitere Potenzierungsstufe wird die nächstuntere Dezimalpotenz mit einem Teil und neun Teilen Milchzucker verrieben.
Schüßler empfahl für die wasserlöslichen Stoffe die sechste Dezimalpotenz (D6). Die wasserunlöslichen Stoffe Calcium fluoratum (Nr. 1), Ferrum phosphoricum (Nr. 3) und Silicea (Nr. 11) werden nach Schüßler in der zwölften Dezimalpotenz (D12) genommen.
Abweichungen hiervon empfehlen sich in der häuslichen Anwendung nicht. In der Praxis bestätigt sich die optimale Aufnahme in der von Schüßler empfohlenen Verdünnung.

In den folgenden Erläuterungen der Mineralstoffe habe ich zunächst die Funktion des Mineralstoffs im Körper beschrieben. Aus meinem ganzheitlichen Verständnis war es mir auch wichtig, Hinweise auf die charakterlichen Aspekte zu geben, die im Zusammenhang mit dem jeweiligen Mineralstoff stehen bzw. den Mineralstoffverbrauch verstärken.

Dies vor allen Dingen auch unter dem Gesichtspunkt, zu schauen, wo Ansatzpunkte für Entlastung und weitere Veränderungen gesehen werden können. Die Mineralstoffe nach Dr. Schüßler können einen Veränderungsprozess einleiten, der die Kraft für neue Lebensqualität auf allen Ebenen in sich birgt. Allerdings entsteht hier kein Automatismus! Psychische Konflikte lösen sich nur in der aktiven Bearbeitung, wenn nötig mit fachkundiger Begleitung. Die körperliche Stärkung hierfür bekommen Sie mit den Mineralstoffen nach Dr. Schüßler.

Ihren Bedarf an dem jeweiligen Mineralstoff können Sie auch anhand der körperlichen Zeichen ablesen. Hickethier nannte diese Zeichen „Weisung gebende Zustände" und betonte damit, dass körperliche Störungen immer nur die Spitze des Bedarfs anzeigen.

Am besten werden die Mineralstoffe, nachdem die sichtbare Störung überwunden ist, einige Zeit weiter eingenommen, um den Bedarf zu decken und die Speicher für weitere Bedarfe zu füllen (s. Kapitel „Fragen zur Einnahme").

Die antlitzanalytischen Kennzeichen können in der Kürze nur einen Eindruck wiedergeben, da die Antlitzanalyse der praktischen Übung bedarf. Ich möchte Sie ermuntern, in Ihrem Gesicht lesen zu lernen und bei Interesse diese Fähigkeiten über Seminare zu erweitern und zu vertiefen.

Der äußeren Anwendung messe ich eine große Bedeutung zu. Sie finden bei jedem Mineralstoff einen Hinweis auf die Störungen, die in jedem Fall mit der äußerlichen Anwendung der Mineralstoffe unterstützend behandelt werden können.

Die Hinweise auf ausgewählte Nahrungsmittel können als Chance verstanden werden, im täglichen Leben die Versorgung mit wertvollen Mineralstoffen zu unterstützen. Zur Versorgung mit feinstofflichen Mineralien sollen Tees und Gewürze beitragen. Die Angaben hierzu basieren auf der „Leisenkur" (s. Literaturverzeichnis); eine Teesorte nicht länger als drei bis vier Wochen nehmen, dann wechseln!

Sofern möglich, werden auch weitere Hinweise gegeben, die zu einer Entlastung des Mineralstoffverbrauchs beitragen.

Nr. 1: Calcium fluoratum (D12)
(Kalziumfluorid)

Der Mineralstoff für Schutz und Elastizität!

Funktion des Mineralstoffs im Körper:

Calcium fluoratum, auf Deutsch Flussspat, unterstützt die elastischen Fasern in unserem Körper und ihre Fähigkeit, sich zu dehnen und wieder zusammenzuziehen. Alle elastischen Verbindungen, die Bänder, die Sehnen, benötigen daher diesen Mineralstoff. Zweitens bindet er den Hornstoff, auch Keratin genannt. Im Falle eines Defizites an diesem Mineralstoff tritt Hornstoff an der Oberfläche aus, z. B. an den Händen oder Füßen. Unsere Oberhaut wird vor allem aus Hornstoff gebildet. Auch die Oberfläche der Knochen, des Zahnschmelzes und der Aderwände benötigen diesen Funktionsstoff.
Calcium fluoratum ist der Mineralstoff, der unsere schützenden Hüllen bildet.
Für den Aufbau des Zahnschmelzes und für einen festen elastischen Körperbau sollte dieser Mineralstoff insbesondere Kindern im Wachstum gegeben werden.
Gut wirksam ist das Calcium fluoratum bei Verhärtungen. Hierzu gehören z. B. Narben, die verhärten, und harte Drüsenschwellungen (weitere Mineralstoffe nötig, s. Kapitel „Einnahmeempfehlungen“!).
Dieser Mineralstoff bedarf oft einiger Geduld, bis durch die innere Einnahme die äußeren Störungen überwunden sind. Nutzen Sie zur Unterstützung die äußere Anwendung.

Der Mineralstoff und sein Bezug zur Persönlichkeit:

Hauptthemen: Abgrenzung und Haltung

Kennen Sie die Reklame, in der ein Mann Fotos wie Karten auf den Tisch wirft: „Mein Haus, mein Pferd, mein Auto, meine Frau ...“?
Auch auf der Persönlichkeitsebene entwickeln wir „Hüllen“ in Abgrenzung zu anderen, zur Umwelt.
Die Betonung von Äußerlichkeiten und äußerer Darstellung versetzt den Menschen in große Anspannung und erhöht den Verbrauch notwendiger Mineralstoffe. Eine Entlastung ist für den Menschen in Sicht, wenn er spürt, dass er nicht wegen seines tollen Autos oder seiner perfekten Darstellung beachtet wird, sondern weil er als Mensch angenommen wird.

Gerade Kinder sind in unserer Leistungsgesellschaft auf „Halt gebende, liebevolle Erziehung" angewiesen, die Vertrauen in die eigenen Fähigkeiten ermöglicht. Menschen, die sich unter großen Mühen eine „Haltung" erarbeitet haben, sind oft großen Ängsten ausgeliefert, diese zu verlieren. Sie versteifen und erstarren. Eine liebevolle Zuwendung, die dem Menschen das Signal gibt, Vertrauen zu fassen, kann dem Menschen wertvolle Unterstützung in der Loslösung sein.

Wie zeigt sich der Bedarf an diesem Mineralstoff?

- **Körperliche Zeichen:**

verkürzte, gedehnte, gerissene Bänder, schlechter Zahnschmelz, Karies, durchsichtige Zahnspitzen, lockere Zähne, rissige Zunge, Krampfadern, Gebärmuttersenkung, Hängebauch, übermäßige Hornhaut, Überbein, Platt- und Senkfüße, schlechte Finger- und Fußnägel (übermäßig weich oder splittern wie Glas), weiße harte Schuppen auf der Haut, Hautrisse, verhärtetes Narbengewebe, Schwangerschaft (zur Unterstützung der Ausdehnungsfähigkeit des Gewebes, insbesondere der Brust, der Bauchdecke und des Damms), Schwangerschaftsstreifen, unterstützend bei Besenreisern und Couperose

- **Antlitzanalytische Zeichen:**

Bräunlich-schwärzliche Verfärbung ums Auge, Karo- und Würfelfalten vom inneren Augenwinkel ausgehend, blaue Lippen

Was unterstützt die Deckung des Mineralstoffbedarfs?

Äußere Anwendung bei:
Bänderschwäche, Hämorrhoiden, Hornhaut, Schrunden, Nagelverwachsungen, Narbengewebe, verhärteten Drüsen, verhärteten Lymphknoten, Schwangerschaftsstreifen (+ Nr. 11), Dammpflege vor der Geburt, schlaffer Haut
Lebensmittel:
Birne, dicke Bohnen, Endiviensalat, Leinsamen, Rote Bete, Sesamsamen, Weichkäse, Brokkoli, Brombeeren, Blattspinat, Mangold, Grünkohl, Zuckererbsen, Kichererbsen, Mandeln, Steinpilze, Hefeflocken, Buttermilch, Parmesan, Mozzarella, Matjeshering, Roggenvollkornbrot
Tee:
1. (Calcium): Brennnessel, Eisenkraut, Frauenmantel, Goldrute, Holunderblüte,

Liebstöckel, Löwenzahnblätter, Malve, Ringelblume, Sonnentau, Schafgarbe, Tausendgüldenkraut, Zinnkraut
2. (Fluor): Angelikawurzel, Frauendistel, Hanf, Hauhechwurzel, Meisterwurz, Rainfarn, Raute, Spitzwegerich, Walnussblätter, Wermut, Wollkraut
Gewürze:
Basilikum, Petersilie, Bohnenkraut, Knoblauch, Kümmel, Liebstöckel, Pfefferkörner, Rosmarin, Schnittlauch, Senfkörner
Körperarbeit:
Entspannungstechniken, z. B. Yoga, Wassergymnastik, Dehnungsübungen, Manualtherapie

Nr. 2: Calcium phosphoricum (D6)
(Kalziumphosphat, phosphorsaurer Kalk)

Der Mineralstoff für Aufbau und Kräftigung!

Funktion des Mineralstoffs im Körper:
Calcium phosphoricum ist Hauptbestandteil der Knochen und daher maßgeblich am Knochenaufbau beteiligt und auch am Zahnaufbau.
Calcium phosphoricum ist ein Hauptmittel bei Osteoporose, der sogenannten Knochenentkalkung. Der Körper nutzt die Moleküle des Calciums phosphoricum, um überschüssige Säure zu neutralisieren (s. Nr. 9 Natrium phosphoricum). Es fehlt dann für den Knochenaufbau. Calcium phosphoricum ist das blutbildende Mittel und die Voraussetzung für den Zellaufbau. Insbesondere in der Schwangerschaft ist der Bedarf an diesem Mineralstoff immens. Er ist das Bindemittel für den organischen Aufbau des Eiweißes. Bei einem Mangel an diesem Mineralstoff werden Eiweiße nicht mehr im Körper verarbeitet und es kommt zu einer Anschwemmung von Eiweißflocken. In der Folge zeigt sich eine „Eiweißdickleibigkeit“. Oder/Und der Körper reagiert panisch auf Fremdeiweiße. Es entwickeln sich Allergien wie z. B. gegen Hausstaubmilben oder Tierhaare.
Calcium phosphoricum ist das Hauptmittel gegen Krämpfe, Kribbeln, Taubheitsgefühl, weil es als Betriebsstoff der willkürlichen Muskulatur beruhigend und entspannend auf die Muskeltätigkeit wirkt. Dadurch wird die Durchblutung verbessert und der Mensch fühlt sich erwärmt. Ein großes Defizit hingegen führt zu verstärkter Wetterempfindlichkeit.

Dieser Mineralstoff ist ein wesentliches Mittel zur Beruhigung des Herzens und daher Bestandteil der „Schlafmischung".

Hinweis: Bei vielen Menschen hat sich die problematische Ansicht gehalten, dass Milch das Knochenwachstum unterstützen würde. Das Eiweiß Kasein, das in der Kuhmilch enthalten ist, kann von uns in der Verdauung kaum aufgeschlossen werden. Beim Verdauungsvorgang entsteht ein Übermaß an Säure, die zur Neutralisierung den Mineralstoff Calcium phosphoricum verbraucht. Gleichzeitig wird ein hoher Anteil des Baustoffes Calcium zugeführt, das nur in Anwesenheit des Betriebsstoffes Calcium phosphoricum verarbeitet werden kann.

Der Mineralstoff und sein Bezug zur Persönlichkeit:

- **Hauptthema: Aufbau der Persönlichkeit, Stärkung und Kräftigung innerer Substanz**

Innere Substanz und Stärke werden auch auf der psychischen Ebene entwickelt. Kinder sind besonders darauf angewiesen, Bestärkung in der Entwicklung ihrer Persönlichkeit zu bekommen. Hierbei geht es um konstruktive Auseinandersetzung, nicht um „Schönrederei".

Unsere Entwicklung ist immer auf ein positives Ziel ausgerichtet. In unserem Gehirn gibt es keine Aufnahme des Wortes „nicht" . Wenn Sie Ihrem Kind die Anweisung geben: „Du sollst nicht die Scheiben beschmieren", speichert das Gehirn: „Du sollst die Scheiben beschmieren".

Besser wäre die Aussage: „Bemale deinen Block anstatt die Scheiben". Auf solche Art können positive Ziele formuliert und positive Seiten bestärkt werden. Jeder Mensch braucht das Fordern an seiner Entwicklungsfähigkeit. In einer solchen Auseinandersetzung fühlt sich der Mensch als Person angenommen und erkennt sich im „Spiegel" des anderen. Auf diese Art kann ein „Urvertrauen" entwickelt werden, das in schwierigen Lebenssituationen Rückhalt und Stabilität gibt.

Hierbei geht es um das tiefe innere Bedürfnis des Menschen zu erfahren: „Wer bin ich?", „Welche sind meine Stärken?", „Welche Schwächen habe ich?".

Bekommt der Mensch auf sich selbst keine konstruktive Rückmeldung, entsteht eine tiefe Unsicherheit. Das führt zu Ängsten, der Mensch weiß nicht, was er sich zutrauen kann.

Verstärkt wird diese Spannung, wenn Bilder der Angst das Innere beherrschen. Es ist ein großer Unterschied, ob einem Kind Mut zugesprochen wird („Das schaffst du") oder Angst vermittelt wird („Wenn du das tust, kann dir was Schlimmes passieren …").
Die Spannung überträgt sich auf die körperliche Ebene, auf die Muskulatur. Entspannung ist nicht mehr möglich. Diese Spannung wird erhöht durch den permanenten Versuch, gesehen zu werden. Hier besteht ohne Weiteres ein Bezug zur Hyperaktivität.
Später sitzt die Angst im Nacken und die dadurch bedingte Verspannung löst vielfältige Beschwerden aus.

Tipp: Bei hartnäckigen Nackenverspannungen haben sich Kompressen mit den Mineralstoffen bewährt. Geben Sie jeweils sieben Tabletten Nr. 2 Calcium phosphoricum, Nr. 5 Kalium phosphoricum, Nr. 7 Magnesium phosphoricum, Nr. 12 Calcium sulfuricum in ein Schüsselchen mit sehr warmem Wasser. Tränken Sie darin ein Tuch und legen Sie es im Nacken- und Schulterbereich auf. Decken Sie das Tuch mit Frischhaltefolie und darüber mit einem Handtuch ab und entspannen Sie ca. 20 Minuten.

Wie zeigt sich der Bedarf an diesem Mineralstoff?

▶ Körperliche Zeichen:

Nasenbluten, Blutarmut, Muskelkrämpfe, Verspannungen, Taubheitskribbeln, Überanstrengungskopfschmerz, plötzliche Schweißausbrüche, Angstschweiß, Wetterfühligkeit, Eiweißallergie, bellender Husten, Knochenbrüche, Osteoporose, Wachstumsschmerzen, weiße Flecken auf Zähnen oder Fingernägeln (+ Nr. 1, + Nr. 21)

Achtung: Die Leidenschaft für Pikantes, Ketchup, Geräuchertes, Senf, Lakritz zeigt einen hohen Bedarf des Körpers an diesem Mineralstoff an!

▶ Antlitzanalytische Zeichen:

wächserner Ton (Stellen Sie sich eine Wachspuppe vor!), besonders am Ohr, an Nasenflügeln und/oder Stirn

Antlitzanalytische Zeichen:
Bläulich-schwärzliche Schatten am inneren Augenwinkel, Gesichtsröte (wie Fieberröte), „Eisen-Ohren“ (rote, heiße Ohren)

Was unterstützt die Deckung des Mineralstoffbedarfs?

Äußere Anwendung bei:
Verletzungen, Entzündungen, Zerrungen, Prellungen, Rötungen allgemein, Schmerzen, Verbrennungen (+ Nr. 8 Natrium chloratum)
Lebensmittel:
Rote Bete, Bierhefe, Gartenkresse, Hirse, Kürbiskerne, Muscheln, Roggen, Soja, Wildfleisch, dicke Bohnen, Weizenkeime, Pilze, Leber, Leinsamen, Pistazienkerne, Paprikaschoten, Rotkohl, Pflaumen, Zucchini
Tee:
Beinwell, Bibernellwurzel, Frauenmantel, Hagebutte, Raute, Spitzwegerich, Tausendgüldenkraut, Wacholderbeeren
Körperarbeit:
Cranio-Sacral-Therapie, Osteopathie, Aufenthalte im Freien

Ansteigende Fußbäder bewirken durch die langsame Temperaturerhöhung eine bessere Sauerstoffversorgung. Die Durchblutung im Körper wird erhöht, das Immunsystem trainiert. Beim ansteigenden Fußbad nach Kneipp wird in Fünf-Minuten-Abständen heißes Wasser von oben in die Fußbadewanne gelassen, es erfolgt so ein Wärmestoß, von 36 Grad Celsius angefangen, ansteigend auf 40 bis 45 Grad Celsius, je nach Verträglichkeit. Geben Sie 20 Tabletten Ferrum phosphoricum dem Wasser hinzu. Anschließend ausruhen!

Nr. 4: Kalium chloratum (D6)
(Kaliumchlorid)

Der Mineralstoff zur Entgiftung!

Funktion des Mineralstoffs im Körper:
Es ist das Mittel für das zweite Entzündungsstadium im Körper. Dieser Mineralstoff wird benötigt, um die Entzündungsgifte in unschädliche Stoffe umzuwandeln. Er unterstützt den Eiweißstoffwechsel und bindet Faserstoff im Körper.

Bei einem Mangel an diesem Mineralstoff tritt daher Faserstoff als weiße oder weißgraue Ausscheidung aus oder verbleibt unverarbeitet im Körper. Das kann zu Ablagerungen, wie Hautgrieß, führen. Kalium chloratum ist unser Drüsenbetriebsstoff; er bindet chemische Gifte. Vor allem bei Impfungen sollte vorbeugend und nachsorgend dieser Mineralstoff gegeben werden.

Achtung: Viele chemische Gifte werden über die Haut aufgenommen, z. B. über Kosmetika, Haarfärbemittel. Mit Achtsamkeit können viele Belastungen dieser Art vermieden werden.

Der Mineralstoff und sein Bezug zur Persönlichkeit:

Hauptthema: Gefühle leben!

Haben Sie erlebt, dass Ihr Denken im Widerspruch zu Ihren Gefühlen stand? Und was haben Sie dann gemacht? Sind Sie diesem Widerspruch nachgegangen? Oder haben Sie Ihr Gefühl „verworfen“ und zurückgedrängt?
Stellen Sie sich eine Mutter vor, die in einem scharfen Ton zu ihrem Kind sagt: „Bitte sei so lieb und räum deine Sachen auf.“ Was nimmt das Kind wahr? Das Gefühl sagt, gleich fällt die Mutter über mich her, aber der Inhalt der Äußerung war eine freundliche Aufforderung. Es fängt an zu weinen. Jetzt folgt: „Musst du schon wieder weinen, wenn ich dich nur bitte, deine Sachen aufzuräumen?“ Diese Art von „Doppelbotschaften“ vermitteln Widersprüchlichkeiten und mit der Zeit lernt das Kind, dass die eigenen Gefühle keine Berechtigung haben. Es verlernt, die eigene Befindlichkeit zu erspüren. Dennoch leben im tiefsten Innern des Menschen die Gefühle fort und bekommen ein Eigenleben. Es ist wie ein schlafender Vulkan. Bricht er aus, beherrscht er den Menschen.
Eine Kehrseite hiervon sind die inszenierten Gefühle. Wir alle spüren, wenn Gefühle dargestellt sind und empfinden dies als „Theater“. Entlastung kommt durch die Ermutigung, die eigenen Gefühle neu zu entdecken und zu leben!

Wie zeigt sich der Bedarf an diesem Mineralstoff?

Körperliche Zeichen:

weiße Warzen, Hautgrieß, weißer Schleim, auch der weißliche Ausfluss bei Frauen, weiß belegte Zunge, Blutverdickung, Drüsenschwellungen, schleimiger Husten, Bronchitis, Couperose, Besenreiser, Schwerhörigkeit, Aphthen

Achtung: Elektromagnetische Belastungen und Alkoholkonsum verbrauchen diesen Mineralstoff!

Antlitzanalytische Zeichen:
bläulich weiß, milchig bläulich, milchig rötlich,
besonders deutlich zu erkennen auf dem Ober- und Unterlid sowie über der Oberlippe, kann sich auf dem ganzen Gesicht zeigen

Was unterstützt die Deckung des Mineralstoffbedarfs?

Äußerliche Anwendung bei:
Hautgrieß, Besenreiser, Couperose, Krampfadern (+ Nr. 1, Nr. 9, Nr. 11), Verklebungen, schmerzenden Brustdrüsen (+ Nr. 3), Warzen (+ Nr. 10)
Lebensmittel:
Banane, Melone, Gartenkresse, Hafer, Kohlrabi, Kartoffeln, Spinat, Sellerie, Kokosnuss, Datteln, Lauch, Möhren, weißer Rettich, Gurke, Linsen, Weizenkleie
Tee:
Walnussblätter, Wermut
Gewürze:
Borretsch, Majoran, Petersilie, Zwiebel
Körperarbeit:
Übungen zur Koordination, Brain Gym, Osteopathie, Hängematte, -stuhl („die Seele baumeln lassen"). Dies unterstützt auch die Verbindung der beiden Gehirnhälften.

Nr. 5: Kalium phosphoricum (D6)
(Kaliumphosphat)

Der Mineralstoff für Energie und Nervenkraft!

Funktion des Mineralstoffs im Körper:
Das Kalium phosphoricum ist ein großes Nerven- und Gehirnmittel. Bei starken nervlichen und geistigen Belastungen, z. B. Prüfungen, wird dieser Mineralstoff stark verbraucht. Er kommt in allen Gehirn- und Nervenzellen sowie in den Muskeln und im Blut vor. Bei seelischen und körperlichen Erschöpfungszuständen ermöglicht er Aufbau, Regeneration und frische Energie.

Dieser Mineralstoff ist ein Muskelanregungsmittel. Er ist das biochemische Antiseptikum, weil mit ihm Fäulnis- und Ermüdungsgifte im Körper getilgt werden. Gemeinsam mit den Mineralstoffen Nr. 2 Calcium phosphoricum und Nr. 8 Natrium chloratum ist er für den Gewebeaufbau wichtig, sodass bei schwerer Erschöpfung und zur Regeneration die Mineralstoffe Nr. 5 Kalium phosphoricum, Nr. 2 Calcium phosphoricum und Nr. 8 Natrium chloratum gemeinsam genommen werden sollen.

Der Mineralstoff und sein Bezug zur Persönlichkeit:

▸ **Hauptthema: Die eigenen Kräfte angemessen einsetzen! Mut zur Lücke!**
Vielleicht kennen Sie die Situation, dass Sie am Abend feststellen, dass Sie nur einen Bruchteil der für den Tag vorgenommenen Aufgaben bewältigt haben. Wenn Ihnen das regelmäßig passiert, ist dies ein Zeichen, dass die Ziele zu hochgesteckt und damit unerreichbar werden. Das verbraucht sehr viel Energie! Zu erkennen, was notwendig und möglich ist, ist Voraussetzung für einen angemessenen Einsatz der eigenen Kräfte. Etwas wert sein ohne Leistung!
Es gibt Situationen, die für uns schwer beeinflussbar sind. Berufliche Anforderungen oder auch persönliche Lebenskrisen, z. B. der Verlust eines Partners. Umso wichtiger ist es, später Ausgleich und Regeneration zu ermöglichen.
Der Mensch, der seine Energiereserven erschöpft hat, läuft Gefahr, ausgebrannt und leer alltägliche Anforderungen nicht mehr bewältigen zu können. Das „chronische Müdigkeitssyndrom“, das „Burn-out-Syndrom“ findet hier eine Ursache. Wichtig ist, den eigenen Rhythmus zu finden.

Wie zeigt sich der Bedarf an diesem Mineralstoff?

▸ **Körperliche Zeichen:**
Mundgeruch, Mundfäule, Zahnfleischbluten, Zahnfleischschwund, Ängstlichkeit, Schreckhaftigkeit, schwache Nerven, depressive Verstimmungen, nervöse Schlafstörungen, Platzangst, Lähmungserscheinungen, permanente Müdigkeit, andauerndes Hungergefühl trotz ausreichender Mahlzeiten, hohes Fieber (über 38,5 Grad), Burn-out-Syndrom, Weinerlichkeit, angegriffene Nerven

Achtung: Ein mit Strahlen belasteter Schlafplatz verbraucht diesen Mineralstoff sehr stark!

Antlitzanalytische Zeichen:
aschgraue, schmutzig graue Färbung, als wäre das Gesicht nicht gewaschen, die Färbung zeigt sich am Kinn, kann auch das ganze Gesicht betreffen, eingefallene Schläfen

Was unterstützt die Deckung des Mineralstoffbedarfs?

Äußere Anwendung bei:
Erschöpfungen der Muskeln, Lähmungsgefühlen, geschädigten Nerven, Wunden und Ausflüssen mit üblem Geruch
Lebensmittel:
Nüsse, Studentenfutter, frisches Getreide, Artischocke, Sonnenblumenkerne, Sesamsamen, Zuckermais, Meeresfische
Tee:
Augentrost, Birkenblätter, Bockshornklee, Frauenmantel, Gundelrebe, Isländisches Moos, Löwenzahn, Malve, Pfingstrose, Tausendgüldenkraut, Wermut
Gewürze:
Anis, Bohnenkraut, Borretsch, Majoran, Muskatnuss, Petersilie, Pfefferkörner, Rosmarin, Schnittlauch, Thymian, Zwiebel

Achtung: Verwenden Sie zur Unterstützung ungesättigte Fette in Form von Ölen (z. B. mittags zur Rohkost eine Mischung aus Distelöl, Sojaöl und Olivenöl). Ergänzen Sie Ihre Nahrung kurweise mit einem naturreinen, nicht genmanipulierten Lecithinpräparat.

Körperarbeit:
Eurythmie, Shiatsu, Therapieformen, die den Atem zu seiner Ruhe und Fülle zurückführen, Vojta, Cranio-Sacral-Therapie

Nr. 6: Kalium sulfuricum (D6)
(Kaliumsulfat)

Der Mineralstoff für Tiefenreinigung und Ausheilung!

Funktion des Mineralstoffs im Körper:
Kalium sulfuricum, schwefelsaures Kali, ist neben dem Eisen an der Übertragung des Sauerstoffs beteiligt. Die Nr. 3 Ferrum phosphoricum brauchen

wir für den Sauerstofftransport im Blut und die Nr. 6 Kalium sulfuricum ist zuständig für die Sauerstoffübertragung in die Zelle. Bei einem Mangel an diesem Mineralstoff entsteht ein großes Verlangen nach frischer Luft. Der Aufenthalt in geschlossenen Räumen wird als unangenehm empfunden. Diese körperliche Not kann als so beängstigend empfunden werden, dass der betroffene Mensch Situationen in geschlossenen Räumen mit Ansammlungen von Menschen möglichst vermeiden möchte. Kalium sulfuricum ist der Mineralstoff des dritten Entzündungsstadiums, das eintritt, wenn eine Krankheit in ein chronisches Stadium überzugehen droht, und somit das Folgemittel von Nr. 4 Kalium chloratum. Außerdem ist er beteiligt an der Pigmentierung der Oberhaut und ist bei gelblich klebrigen Abschuppungen erforderlich. Als Betriebsstoff der Bauchspeicheldrüse ist er wichtig für die Produktion der Verdauungssäfte und des Insulins in den Langerhans'schen Inseln. Dieser Mineralstoff unterstützt die Entgiftungsleistung der Leber und ist zuständig für den Abtransport belastender Stoffe aus der Zelle, die der Körper in seiner Not dort deponieren musste. Die Not entsteht durch einen Mangel an der Nr. 10 Natrium sulfuricum. Bei der Einnahme dieses Mineralstoffes ist zu berücksichtigen, dass unter den heutigen Belastungen die meisten Menschen derartige Deponien angehäuft haben, die jetzt unter der Einnahme der Nr. 6 Kalium sulfuricum wieder abgebaut werden können. Um diese belastenden Stoffe aus dem Körper ausscheiden zu können, bedarf es der Unterstützung mit der Nr. 10 Natrium sulfuricum.

Wichtig: Wenn Sie die Nr. 6 Kalium sulfuricum einnehmen, sollten Sie begleitend die Nr. 10 Natrium sulfuricum hinzunehmen.

Der Mineralstoff und sein Bezug zur Persönlichkeit:

- **Hauptthema: Luft zum Atmen! Die eigenen Bedürfnisse ausdrücken! Nicht ersticken an den Wünschen anderer!**

Haben Sie erlebt, dass ein Mensch, dessen Zuneigung für Sie bedeutsam war oder ist, eine Bedingung an Sie stellt? Haben Sie z. B. als Kind den Satz gehört: „Wenn du jetzt brav bist, dann spiele ich mit dir".? Wenn eine solche Struktur die Regel wird, entwickelt sich eine Persönlichkeit, die bemüht sein wird, die Wünsche und Erwartungen der anderen zu erfüllen. Das Gefühl, immer die Ansprüche anderer zu erfüllen, aber die eigenen nicht leben zu können, erzeugt im Inneren Ärger und Groll und auf der körperlichen Ebene Gift. Gleichzeitig bleibt kein Raum, den eigenen Wünschen und Bedürfnissen gerecht zu werden. Der Mensch erstickt geradezu an den Erwartungen der anderen (Asthma!). Wird dieser Zustand als bedrohlich empfunden, kommt es zu panikartigen Reaktionen. Es bedarf einer liebevollen, eventuell therapeutischen Unterstützung, um das Eigene erkennen und ausdrücken und dem eigenen Atemrhythmus wieder folgen zu können!

Wie zeigt sich der Bedarf an diesem Mineralstoff?

- **Körperliche Zeichen:**

gelbschleimige Absonderungen, Hautkrankheiten, Neurodermitis, Pigmentflecken, Muttermale, Völlegefühl nach dem Essen, Angst vor engen Räumen, Lufthunger, Muskelkater

Achtung: Röst- und Verbrennungsstoffe wie z. B. im Kaffee, in Geräuchertem, in Zigaretten verbrauchen die Nr. 6 Kalium sulfuricum.

- **Antlitzanalytische Zeichen:**

leicht bräunliches Gelb bis Braun-Gelb, Ockerfarbe auf Wangen, Kinn, Augenpartie, Pigmentflecken, Altersflecken

Was unterstützt die Deckung des Mineralstoffbedarfs?

Äußere Anwendung bei:
Pigmentflecken, Pigmentierungsstörungen allgemein, gelblichen Schuppen auf der Haut, Muskelkater, bei bräunlich-gelblichem Ausfluss der Schleimhäute
Lebensmittel:
pflanzliche Eiweiße (Bohnen, Linsen, Erbsen), Roggen, Hafer, Gerste, Dinkel, Weizen, Brokkoli, Äpfel, Sesamsamen, Weichkäse, Leinsamen
Tee:
Borretsch, Elischwurzel, Enzian, Fenchel, Gundelrebe, Huflattich, Isländisches Moos, Löwenzahn, Mistel, Pfefferminze, Walnussblätter, Wermut
Gewürze:
Bohnenkraut, Borretsch, Fenchel, Knoblauch, Kümmel, Majoran, Petersilie, Rosmarin, Zwiebel
Körperarbeit:
Spaziergänge an der frischen Luft („Machen Sie Ihrem Ärger Luft!“)

Nr. 7: Magnesium phosphoricum (D6)
(Magnesiumphosphat)

Der Mineralstoff für Entspannung!

Funktion des Mineralstoffs im Körper:
Das Magnesiumphosphat ist ein großes Nervenmittel und steuert das vegetative Nervensystem. Es unterstützt den Energiehaushalt und entlastet somit den übermäßigen Verbrauch an Mineralstoffen im Stoffwechsel. Magnesium phosphoricum ist zuständig für die unwillkürliche Muskeltätigkeit. Er ist somit erforderlich für die peristaltische Tätigkeit des Darms, die Drüsentätigkeit und das rhythmische Zusammenziehen der Herzmuskulatur. Magnesium phosphoricum ist maßgeblich für die Fließfähigkeit der Lymphe. Besonders Kinder im Wachstum brauchen diesen Mineralstoff für einen möglichst bruchsicheren Knochenbau und für einen schlanken Wuchs, denn er ist Bestandteil der Knochenhüllen. Er unterstützt die Entspannung bei Muskelkrämpfen (Hauptmittel s. Nr. 2 Calcium phosphoricum).

Die heiße Sieben:
Das Magnesium phosphoricum ist der einzige Mineralstoff, der in aufgelöstem heißem Wasser eine besondere Funktion ausübt: Durch den (kurzen) Abkochvorgang werden zunächst die Gase aus dem Wasser getrieben. In Verbindung mit sieben bis zehn Tabletten Magnesium phosphoricum entsteht eine Lösung, die den Körper unterstützt, Fäulnisgase aus dem Darm zu treiben. Gleichzeitig wird die Entkrampfung und Entspannung unterstützt.
Aufgrund der schnell eintretenden wohltuenden Wirkung der „heißen Sieben" eignet sich diese Art der Einnahme auch bei allen Schmerzen, die plötzlich krampfartig, blitzartig schießend, bohrend oder stechend sind.

Der Mineralstoff und sein Bezug zur Persönlichkeit:

- **Hauptthema: Sich Geltung verschaffen! Anerkennung und Würde**

Haben Sie erlebt, dass jemand zu Ihnen sagte: „Das wissen Sie nicht?"? Und wie haben Sie sich dann gefühlt? Beschämt, vielleicht sogar erniedrigt?
In unserem Grundgesetz wurde ein hoher Anspruch festgelegt: „Die Würde des Menschen ist unantastbar". Als Grundregel des sozialen Miteinanders sollte die

damit auch unseren Wärmehaushalt. Er ist wichtig für die Zellteilung, also die Bildung neuer Zellen, und deshalb in Verbindung mit Nr.5 Kalium phosphoricum und Nr. 2 Calcium phosphoricum der (gewebe)aufbauende Mineralstoff. Alle nicht durchbluteten Körperteile, wie z. B. Bänder, Sehnen, Knorpel, brauchen diesen Mineralstoff für ihren Stoffwechsel. Schleimstoff wird mit ihm gebunden und gehalten, sodass es bei einem Mangel zum Austritt wasserhellen, glasigen Schleims kommt. Dies ist ein äußerliches Zeichen bei Allergien wie z. B. Heuschnupfen. Dieser Mineralstoff wird daher bei Allergien als Hauptmineralstoff genommen. Er bildet im Magen die erforderliche Salzsäure. Ein Mangel führt zu einem brennenden Gefühl im „Schlund". Aufgrund seiner Wasser bindenden Funktion ist dies der Hauptmineralstoff bei Verbrennungen.

Beispiel: Beim Hantieren in der Küche schüttete ich mir kochende Flüssigkeit über den rechten Unterarm. Ich ließ sofort kaltes Wasser über den Arm laufen. Da ich die Mineralstoffe griffbereit in der Küche habe, gab ich sofort die Nr. 8 ins Wasser und, da der Schmerz enorm war, die Nr. 3. Die wohltuende Wirkung trat sofort ein und nach einigen Minuten legte ich einen Mineralstoffbrei auf die betroffene Stelle auf. Ich erneuerte den Mineralstoffbrei ein weiteres Mal. Am Abend war am Unterarm von der Verbrennung keine Spur zu sehen.
Wie erklärt sich das?
Die Hitze führt dazu, dass die Zellflüssigkeit verdampft und mit ihr die vorhandenen Moleküle Natrium chloratum. Da die Zellen in der Folge das benötigte Wasser nicht mehr binden können, bildet sich eine Brandblase. In der Flüssigkeit der Blase sind die notwendigen Stoffe enthalten, die die Zelle zur Regeneration benötigt. Es dauert in der Regel auch bei leichteren Verbrennungen einige Tage, bis die Blase verschwindet und sich die Heilung vollzieht. Werden direkt durch Gaben von Nr. 8 Natrium chloratum die notwendigen Moleküle zur Verfügung gestellt, ist die Zelle in der Lage, die Flüssigkeit zu binden.

Der Mineralstoff und sein Bezug zur Persönlichkeit:

Hauptthema: Im Fluss des Lebens schwimmen können!
Vielleicht kennen Sie folgende Situation: Sie wollen einem Menschen eine besondere Freude bereiten und laden sie oder ihn zum Essen ein. Sie überlegen

sich, dass sie ihr oder ihm ein besonderes Essen kochen, und bereiten „Meeresfrüchte" zu. Die eingeladene Person kommt und Sie tischen Ihr sorgfältig zubereitetes Gericht auf. Jetzt wird der Gast blass und sagt, dass er leider allergisch auf solche Speisen reagiert. Innerlich schmollen Sie, Sie sind verschnupft, dass die zugedachte Freude nicht geglückt ist.
Wie einfach wäre es gewesen, den betreffenden Menschen zu fragen, was er am liebsten isst und was er nicht mag! Sehr oft, zu oft im Leben werden einander Gedanken und Wünsche unterstellt oder sogar verlangt, die Partnerin oder der Partner müsste die Gedanken kennen und die Wünsche erahnen können. Die Verantwortung, die eigenen Bedürfnisse auszudrücken, wird delegiert an den anderen.
Aus dieser Sicht werden modellhafte Antworten auf das Leben als Haltestangen genutzt, ein lebendiger Kontakt ist nicht möglich. Eine Auseinandersetzung über die gegenseitigen Wünsche und Bedürfnisse wird vermieden.
Diese Starre verhindert ein flexibles Eingehen auf die Fragen, die uns das Leben stellt. Der Mensch, der lernt, die Verantwortung für seine Wünsche selbst zu übernehmen, lernt im Fluss des Lebens schwimmen.

Wie zeigt sich der Bedarf an diesem Mineralstoff?

▶ Körperliche Zeichen:

wässriger Schnupfen, tränende Augen, Gelenkgeräusche, Arthrose, Kälteempfindlichkeit, kalte Hände und Füße, ein aufsteigendes Brennen in der Speiseröhre („Schlundbrennen"), starker Durst, kein Durstgefühl, Bluthochdruck, trockene Schleimhäute, trockene Haut, Haare, Augen, Geruchsverlust, Geschmacksverlust, wenig oder extrem starke Schweißabsonderung, Brandverletzungen

Achtung: Ein starkes Verlangen nach Salz, salzigen Speisen zeigt einen großen Bedarf an diesem Mineralstoff.

▶ Antlitzanalytische Zeichen:

Gelatineglanz, auf dem Oberlid beginnend, am Sitz der Wimpern ein schmaler schmieriger Streifen, wässrig gedunsenes Gesicht, große Poren

Was unterstützt die Deckung des Mineralstoffbedarfs?

Äußere Anwendung bei:
brennenden, klaren Ausflüssen der Schleimhäute oder der Haut, Problemen mit geschwollenen Knien, Bandscheiben, Gelenken, Sehnen und Bändern, Gicht (+ Nr. 3), Insektenstichen (+ Nr. 2), trockenen Schleimhäuten

Achtung: Den größten Anteil an der Aufnahme an Natrium macht die Zufuhr über das Kochsalz aus! In konventionellen konservierten Lebensmitteln, auch in Wurstwaren und Käse, sind hohe Anteile an Natrium „versteckt". Eine übermäßige Zufuhr wirkt im Körper belastend und führt zur Blutdrucksteigerung (fünf Gramm pro Tag, dieser Wert wird im Durchschnitt um 100 % überschritten).

Lebensmittel:
Leinsamen, Mangold, Mineralwasser, Brennnessel, Kürbiskerne, grüne Oliven, Fenchel, Staudensellerie, dicke Bohnen, Radieschen, Löwenzahnblätter, Zuckermais, Pfifferling, Kopfsalat, Feldsalat, Gurke
Tee:
Frauendistel, Raute, Spitzwegerich, Walnussblätter, Wermut, Wollkraut
Gewürze:
Anis, Basilikum, Bohnenkraut, Borretsch, Knoblauch, Liebstöckel, Majoran, Petersilie, Pfefferkörner, Schnittlauch, Senfkörner, Thymian

Achtung: Achten Sie auf die Zufuhr von Wasser! Trinken Sie reines Wasser! Jeder Wirkstoff, den Sie Ihrem Körper zuführen, verlangt im Körper nach Flüssigkeit für die weitere Verarbeitung. Das natürliche Durstgefühl wird zudem durch Getränke mit Geschmacksstoffen getäuscht.

Körperarbeit:
bei Gelenkschmerzen: Aqua-Jogging, Manualtherapie

Nr. 9: Natrium phosphoricum (D6)
(Natriumphosphat)

Der Mineralstoff für Entsäuerung!

Funktion des Mineralstoffs im Körper:

Natrium phosphoricum reguliert unseren Säurehaushalt und den Fettstoffwechsel, baut Zucker ab und beseitigt die Ursache der Eiterungen. Er tilgt Säuren, die in unserem Stoffwechsel anfallen, und unterstützt die Galle in der „Verseifung" von Fetten. Wird dem Körper zu viel an versäuernder Nahrung zugeführt, wird dieser Mineralstoff zum Abbau der Säuren übermäßig verbraucht und steht nicht mehr ausreichend für die Verarbeitung der Fette zur Verfügung. Minderwertige Fette werden dann u. a. über die Haut ausgeschieden (fettige Haut, Mitesser). Die fettarme Haut zeigt einen chronischen Mangel an. Natrium phosphoricum ist in den Nervenfäden enthalten und daher wichtig bei Neuralgien und Rheumatismus.

Der Mineralstoff und sein Bezug zur Persönlichkeit:

Hauptthema: Die eigenen Bedürfnisse und Vorstellungen in der Gemeinschaft verwirklichen!

Kennen Sie den Ausspruch: „Mach nicht so viel Druck!"? Wenn ja, dann haben Sie eine Situation erlebt, in der ein Mensch Ihnen etwas aufzwingen wollte, und Sie haben versucht, sich dagegen zu wehren. Oder umgekehrt: Sie selbst haben versucht, einen anderen Menschen (zu „seinem Glück") zu zwingen. Und wie ist es Ihnen damit ergangen? Waren Sie sauer, weil der andere Mensch nicht nach Ihren Vorstellungen gehandelt hat?

Macht- und Gewaltstrukturen sichern bestehende Herrschaftsverhältnisse und spiegeln sich auch im alltäglichen Umgang der Menschen miteinander wider. Gewalt findet auch ihren Ausdruck im Umgang der Menschen mit sich selbst. Um mehr Leistung zu bringen, um ein Ziel zu erreichen, wird mit Hochdruck vorgegangen. Hierbei werden Lebensbedürfnisse unterdrückt. Das macht sauer! In mein Poesiealbum schrieb mir ein Lehrer: „Was Zorn nicht erreicht, schafft Milde oft leicht!"

Es steht unglaublich mehr Energie und Kraft zur Verfügung, wenn behutsam vorgegangen wird. Erst dann kann die „Süße des Lebens" genossen werden.

Wie zeigt sich der Bedarf an diesem Mineralstoff?

Körperliche Zeichen:
Sodbrennen, saures Aufstoßen, Pickel, Mitesser, Akne, geschwollene Lymphknoten, Fettsucht, Rheuma, Absonderungen des Körpers, die sauer riechen (Harn, Schweiß), Soor der Säuglinge, Windeldermatitis, Steinbildungen, Gelenkschmerzen, fettige Haare, fettige Haut, fettarme Haut, Reiseübelkeit

Achtung: Heißhunger auf Süßigkeiten und fette Speisen ist ein Signal einer Übersäuerung und verweist auf den Bedarf an diesem Mineralstoff!

Antlitzanalytische Zeichen:
Fettglanz, Mitesser, Pickel, Fettbacken (Hängebacken), Doppelkinn

Was unterstützt die Deckung des Mineralstoffbedarfs?

Äußere Anwendung bei:
fettarmer Haut, fetter Haut, Pickeln, Mitessern, Akne, geschwollenen Lymphknoten (+ Nr. 12), roten Säureflecken (+ Nr. 3)

Hinweis: Basenpulver zum Einnehmen können für unseren Körper problematisch sein. Sie neutralisieren die Magensäure und erhöhen so den pH-Wert des Magens. Der pH-Wert des Magens liegt zwischen 1 und 2. Dies ist notwendig, damit Bakterien abgetötet werden und voraussetzend für die Eiweißverdauung. Eine regelmäßige Einnahme von Basenpulvern kann Irritationen der Bauchspeicheldrüse und Verdauungsprobleme zur Folge haben.

Lebensmittel:
Rote Bete, Sellerie, Brennnessel, dicke Bohnen, grüne Bohnen, Möhren, Lauch, Kartoffeln, Rosenkohl, Rotkohl, Endiviensalat, Schwarze Johannisbeere
Tee:
Anis, Birkenblätter, Bitterklee, Bockshornklee, Frauendistel, Hagebutte, Heidelbeerblätter, Löwenzahn, Lungenkraut, Pfingstrose, Raute, Schlüsselblume, Sonnentau, Spitzwegerich, Wermut

Gewürze:
Anis, Bohnenkraut, Borretsch, Majoran, Muskatnuss, Petersilie, Pfefferkörner, Rosmarin, Schnittlauch, Thymian, Zwiebel

Tipp: Unterstützen Sie Ihren Körper mit natürlichen Basen. Eine sehr gute Möglichkeit ist die basische Gemüsebrühe, die sie gut selbst herstellen können.
Als Beispiel für eine unterstützende Gemüsebrühe anbei das Rezept für eine Wurzelsuppe: pro Person je 20 g gelbe Rüben, Petersilienwurzel, Sellerie, Karotte, 2 Kipflerkartoffeln (kleine Kartoffeln), gut abwaschen und der Länge nach durchschneiden. Dicke Zwiebelscheiben ohne Fett anschwitzen, wenden und mit 1/4 l Wasser aufgießen. Salz, Kümmel, Lorbeerblatt sowie weiße Pfefferkörner dazugeben und aufkochen.
Nun die Wurzeln, grüne Petersilie, etwas Lauch, Kartoffeln, Bio-Kohlblatt hinzugeben und 10 bis 15 Minuten kochen lassen, bis die Wurzeln halb weich sind. Ein paar Tropfen Öl kann man hinzugeben. Dann mit den Kartoffeln 20 Minuten weiterkochen. Den Herd abdrehen und die Suppe 1 Stunde weiter ziehen lassen und dann abseihen. Das ausgekochte Gemüse kommt weg! Nun die Suppe abschmecken.
Selbstverständlich kann man eine Einlage hineingeben, z. B. Nudeln. Die pure (klare) Suppe kann auch zwischen den Mahlzeiten getrunken werden. Bei Zeitmangel: „Klare Hildegardsuppe" als Alternative (gibt es im Reformhaus).

Körperarbeit:
Nehmen Sie sich Zeit für ein ausgiebiges Basenbad. Es entspannt und entsäuert. Durch den basischen Zusatz wird die Haut gefordert, Säuren auszuscheiden, um ihre Umgebung an ihren eigenen pH-Wert anzugleichen. Diesen Vorgang nutzen wir, um die Säuren über die Haut direkt auszuscheiden und die inneren Organe zu entlasten.

- Gehen Sie in die Sauna! Das entlastet und trainiert Immunsystem und Kreislauf.
- Spaziergänge an der frischen Luft, tiefes Ein- und Ausatmen
- Lymphdrainage, Osteopathie

Nr. 10: Natrium sulfuricum (D6)
(Natriumsulfat)

Der Mineralstoff für Entschlackung und Stoffwechsel!

Funktion des Mineralstoffs im Körper:
Natrium sulfuricum ist der Mineralstoff für körperliche Entgiftung und Entschlackung! Mit seiner Hilfe baut die Leber alle belastenden Stoffe um, sodass sie ausscheidbar werden. Natrium sulfuricum entzieht den abzubauenden Stoffen das Wasser und bringt sie somit zum Zerfall. Bei einem Defizit verbleiben diese in Lösung gehaltenen Stoffe im Körper und führen zu Anschwellungen der Beine („dicke Beine"), Hände etc., im fortgeschrittenen Stadium kommt es zu einer Schadstoffdickleibigkeit. Durch die Einnahme des Natriums sulfuricum wird der Abbau der Giftstoffe möglich, auch die Tätigkeit der Galle und des Dickdarms werden unterstützt.
Mithilfe dieses Mineralstoffs steuert die Leber den Depotzucker und daher ist es der Hauptmineralstoff zur Unterstützung beim sogenannten Altersdiabetes (Diabetes Typ II).

Der Mineralstoff und sein Bezug zur Persönlichkeit:

Hauptthema: Die wunderbare Vielfalt der Menschen und des Lebens bejahen!

Kennen Sie einen Menschen, der unkontrollierte Wutausbrüche zeigt? Der unversöhnbar gegen andere wettert?
Auf der körperlichen Ebene besteht ein enger Übergang von der Nr. 6 zur Nr. 10. Auch auf der Ebene der Persönlichkeit gibt es einen Übergang vom Ärger zum Hass. Starke Gefühle, die in dem Menschen als Sturm toben, treten irgendwann nach außen! Da kommt Galle hoch!
Es ist nicht einfach, sich starke Gefühle wie Wut, Zorn und Hass einzugestehen, oft ist die Angst groß, die Kontrolle zu verlieren. Schon Kindern wird früh gelehrt: Das darfst du nicht einmal denken!
Gefühle jedoch, die ich mir nicht eingestehe, kann ich nicht weiter erspüren und erforschen. Sie leben in mir und leben mich. Wenn ich keinen Umgang

mit meinen Gefühlen entwickle, gehen die Gefühle mit mir um. Der andere Mensch wird dann zur Bedrohung, weil er diese Gefühle auslösen kann. In dem Maße, wie der Mensch lernt, sich mit dem eigenen Leben und den eigenen Lebensgefühlen zu versöhnen, wird er andere Menschen als Bereicherung erfahren.

Wie zeigt sich der Bedarf an diesem Mineralstoff?

- **Körperliche Zeichen:**

geschwollene Beine/Hände/Augenlider, Tränensäcke, Blähungen (stinkend), Gliederschmerzen wie bei einer beginnenden Grippe, hohe Zuckerwerte, offene Beine, Juckreiz (beißend) auf der Haut, Druck im Ohr, Herpes, Fieberblasen, Durchfall, Warzen, Katergefühl

- **Antlitzanalytische Zeichen:**

grünlich gelbe Farbe: vor allem im Bereich der äußeren Augenwinkel, der Nasenwurzel, vor den Ohren, um den Mund herum, auch als Hauch über dem ganzen Gesicht, Tränensäcke, entzündliche Röte = eine Röte mit bläulichem Ton (rote Nase, „Schnapsnase")

Was unterstützt die Deckung des Mineralstoffbedarfs?

Äußere Anwendung bei:
geschwollenen Füßen, als Kompresse bei geschwollenen Oberlidern (+ Nr. 12), Warzen (+ Nr. 4), Sonnenallergie (+ Nr. 3), Erfrierungen, Leberwickel
Lebensmittel:
Leinsamen, Weichkäse, Fenchel, Spinat, Petersilie, Muscheln, Sellerie, Gans, Bohnen, Sesamsamen, Äpfel
Tee:
Benediktenkraut, Bitterklee, Borretsch, Enzian, Frauendistel, Huflattich, Löwenzahn, Mistel, Stiefmütterchen, Walnussblätter, Wermut, Wollkraut
Gewürze:
Bohnenkraut, Borretsch, Fenchel, Knoblauch, Kümmel, Majoran, Petersilie, Rosmarin, Zwiebel
Körperarbeit:
Lymphdrainage, Osteopathie

Nr. 11: Silicea (D12)
(Kieselsäure)

Der Mineralstoff für ein festes Bindegewebe!

Funktion des Mineralstoffs im Körper:
Dieser Mineralstoff stärkt das Bindegewebe in Festigkeit und Fülle. Silicea ist ein wichtiger Baustein für Haare und Finger-/Fußnägel. Nr. 1 Calcium fluoratum brauchen wir für die Elastizität und Nr. 11 Silicea für die Struktur. Bei äußerlichen Beschwerden sollten Sie die äußere Anwendung nutzen. Mit Silicea wird die Leitfähigkeit der Nerven aufgebaut und es gilt daher als „Nervenmittel". Wichtig ist dieser Mineralstoff für den Abbau der Säure im Körper. Die Einnahme von Silicea führt zur Lösung angestauter Harnsäure und muss in Fällen einer Überladung mit Harnsäure mit Nr. 9 Natrium phosphoricum und Nr. 8 Natrium chloratum zur Ausleitung und Regulierung begleitet werden. Ohne diese notwendige Ergänzung können bei einer auf Silicea begrenzten Einnahme schmerzhafte Reaktionen an den Gelenken und in der Muskulatur oder Übersäuerungsbeschwerden des Magens auftreten.

Wichtig: Wenn Sie Nr. 11 Silicea nehmen, sollten Sie unbedingt unterstützend Nr. 8 Natrium chloratum und Nr. 9 Natrium phosphoricum einnehmen, damit es infolge des Säureabbaus nicht zu Beschwerden kommt!

Der Mineralstoff und sein Bezug zur Persönlichkeit:

Hauptthema: Ich bin für mein Leben und mein eigenes Glück verantwortlich!
Kennen Sie einen Menschen, der jedem recht gibt, einen „Wendehals"? Es gibt Menschen, die zu jedem „nett" sind und jedem recht geben, weil sie nicht gelernt haben, eine eigene Meinung zu vertreten. Nicht, dass sie keine Meinung hätten,

allein die Angst ist zu groß, diese auch zu äußern. „Wer die größere Angst vor der Dissonanz hat, opfert sich auf dem Altar der Harmonie." (Thomas Feichtinger) Es sind die Menschen, die sich für alles zuständig und verantwortlich fühlen; die alles dafür tun, dass eine Verbindung bestehen bleibt, weil die Angst vor einem Bruch zu groß ist. Dabei bleiben die eigenen Entwicklungsmöglichkeiten ungenutzt. Das „saure" Gefühl darüber wird im Innern des Menschen deponiert und je länger dieser Prozess andauert, umso empfindlicher wird der Mensch, bis die Nerven „zum Zerreißen gespannt" sind.

Wie zeigt sich der Bedarf an diesem Mineralstoff?

- **Körperliche Zeichen:**

Nierengrieß, Rheuma, Gicht, gereizte Nerven, Überempfindlichkeit, Schreckhaftigkeit, Zuckungen der Muskeln, Zuckungen der Lider, schlechtes Bindegewebe, Kahlköpfigkeit, gespaltene Haarspitzen, Bluterguss, Neigung zu blauen Flecken, Hand- oder Fußschweiß, Lichtempfindlichkeit, Lärmempfindlichkeit, Ischiasbeschwerden, Leistenbruch, Nägel sind brüchig oder lösen sich in Schichten auf, Schwangerschaftsstreifen

- **Antlitzanalytische Zeichen:**

glasartiger Glanz (Glasurglanz) wie poliert (meistens auf der Nasenspitze), Krähenfüße (Falten der äußeren Augenwinkel über die Schläfen), Faltenbildung, Kahlköpfigkeit, Lidhöhlen

Was unterstützt die Deckung des Mineralstoffbedarfs?

Äußere Anwendung bei:
geschlossenen Eiterungen, Schwangerschaftsstreifen (auch zu ihrer Vorbeugung) (+ Nr. 1), Leistenbruch, Nabelbruch, Falten(bildung)
Lebensmittel:
Zinnkraut, Hirse, Vollkorngetreide (besonders Hafer, Weizen, Roggen), Zwiebeln, Gerste, Leinsamen
Tee:
Akelei, Angelikawurzel, Anis, Anserine, Augentrost, Birkenblätter, Bitterklee, Blasentang, Bockshornklee, Borretsch, Buchkraut, Diptam, Enzian, Faulbaumrinde, Fenchel, Gnadenkraut, Goldrute, Hanf, Hirtentäschel, Hohlzahn, Hopfenblüte, Huflattich, Isländi-

Die 15 Erweiterungsstoffe

Dr. Schüßler konnte Ende des 19. Jahrhunderts nur die Mineralstoffverbindungen verwenden, die mit den damaligen Untersuchungs- und Analysemöglichkeiten nachgewiesen waren.
Heute haben wir einen anderen Forschungsstand und wissen um mehr Mineralstoffe, die permanent im Körper vorhanden sind. Mit der Entdeckung der quantitativen Bestimmung der Spurenelemente konnte überhaupt erst deren Bedeutung und Funktion im Organismus nachgegangen werden. Im Laufe der Jahrzehnte wurden die Erweiterungsstoffe eingeführt.

Nr. 13 Kalium arsenicosum D12
Kalium arsenicosum gilt als Stärkungsmittel bei Schwächezuständen und Abmagerung, weil es hilft, beschleunigte Stoffwechselprozesse zu verlangsamen. Es hat sich bewährt bei Magen- und Darmschmerzen, die mit Brech- oder wässrigen Durchfällen einhergehen.
Bei schwer zu beeinflussenden Hautleiden, die mit anderen Mineralstoffen nach Dr. Schüßler keine Besserung erfahren, sollte Kalium arsenicosum hinzugenommen werden. Hierzu gehören Hautverdickungen, juckende Ekzeme, schuppende Hautausschläge, ätzende Entzündung der Schleimhäute, heftiger Juckreiz.

Nr. 14 Kalium bromatum D12
Kalium bromatum ist das biochemische „Beruhigungsmittel", da es einen engen Bezug zum Nervensystem hat. Es unterstützt als Nervenmittel bei Unruhezuständen und Schlafstörungen, bei nervösen Beschwerden anderer Organe, z. B. der Schilddrüse und des Auges (nervöse Sehstörungen). Bei regelmäßig wiederkehrenden Kopfschmerzen und Migräne sollte dieser Mineralstoff ergänzend hinzugenommen werden.

Nr. 15 Kalium jodatum D6/D12
Kalium jodatum ist das (!) Schilddrüsenmittel bei Störungen der Schilddrüse. Bei allen Schilddrüsenfunktionsstörungen hat dieser Mineralstoff einen ausgleichenden Effekt. Es reguliert auch den Blutdruck, regt den Stoffwechsel sowie die Herz- und Gehirntätigkeit an und fördert so den Appetit und die Verdauung.
Weitere Zeichen für einen Bedarf an Kalium jodatum sind: chronisches, krampfhaftes Räuspern, Druck am Hals, Kropf, hoher Blutdruck, Herzrasen.

Nr. 16 Lithium chloratum, Lithiumchlorid, Chlorlithium D12
Lithium chloratum hat eine besondere Wirkung bei gichtisch-rheumatischen Erkrankungen. Es löst Harnsäure, entlastet die Zelle von schädigenden Stoffen und empfiehlt sich daher sehr bei geschwollenen und versteiften Gelenken. Auch bei Entzündung der ableitenden Harnwege, Problemen der Niere und der Nebenniere sollte an diesen Mineralstoff gedacht werden. Auch bei schweren nervlichen Belastungen wird das Lithium chloratum erfolgreich eingesetzt.

Nr. 17 Manganum sulfuricum D6/D12
Manganum sulfuricum ist als Begleiter des Eisens unterstützt dessen Aufnahme . Bei Eisenmangel und starkem Blutverlust wird im Verhältnis eine Tablette Manganum sulfuricum zu drei Tabletten Ferrum phosphoricum eingenommen. Auch bei Energiemangel kann dieser Mineralstoff unterstützen.
Wichtig ist die unterstützende Einnahme bei Knorpelschäden und rheumatoider Arthritis. Von der Einnahme dieses Mineralstoffs können auch insbesondere Menschen, die an Diabetes oder Osteoporose erkrankt sind, profitieren.

Nr. 18 Calcium sulfuratum D6/D12
Dieses Erweiterungsmittel ist wenig erforscht und daher ist über seine Wirkung im Körper wenig bekannt. Es wird eingesetzt bei Erschöpfungszuständen mit Gewichtsverlust (trotz Heißhungers) und zur Schadstoffausleitung. Ein Zeichen für den Bedarf an diesem Mineralstoff kann der unerwünschte Bartwuchs der Frau sein.

Nr. 19 Cuprum arsenicosum D12
Cuprum arsenicosum hat sich bei Krämpfen des zentralen Nervensystems bewährt und es unterstüzt den Gehirnstoffwechsel. Es kann bei Störungen des Melaninhaushaltes (Vitiligo), zur Unterstutzung bei Eisenmangel, zur Regulierung des Cholesterinspiegels und bei Schwermetallvergiftungen eingesetzt werden.

Nr. 20 Kalium-Aluminium sulfuricum D12
Das Kalium-Aluminium sulfuricum hat einen starken Bezug zum Nervensystem und wird daher bei Irritationen und Belastungen des Nervensystems hinzugenommen. Auch bei Magen-, Darm- und Blähungskoliken hat es sich als nützlich erwiesen.

Nr. 21 Zincum chloratum D6/D12

Das Zincum chloratum hat bedeutenden Einfluss auf zahlreiche Stoffwechselvorgänge im Körper und auf das Wachstum. Es ist Bestandteil der Zellen, der Gewebesäfte und vieler Enzyme. Es kann daher in vielfältiger Weise eingesetzt werden: zur Stärkung des Immunsystems, bei Stress, bei Wachstumsproblemen von Kindern, bei Abbau des Kieferknochengewebes, bei Hormonstörungen, bei Schwermetallbelastungen, bei Diabetes, bei Hautproblemen, bei Lichtempfindlichkeit der Augen, bei Schleimhautveränderungen, vorzeitigem Ergrauen, zur Unterstützung bei der Post-partum-Psychose.

Nr. 22 Calcium carbonicum D12

Calcium carbonicum ist ein großes Konstitutionsmittel der klassischen Homöopathie. Es wirkt langsam, aber nachhaltig positiv bei Erschöpfungszuständen, vorzeitigem Altern und bei Knochenleiden zur Ausbildung der Härte der Knochen. Es hat einen Einfluss auf das vegetative Nervensystem und steuert die Nahrungsaufnahme.

Nr. 23 Natrium bicarbonicum D6

Natrium bicarbonicum aktiviert den Stoffwechsel. Bei Säureüberlastung unterstützt es die Ausscheidung harnpflichtiger Substanzen und wird daher bei allgemeiner Übersäuerung, Beschwerden wie Sod- oder Schlund-Brennen, Gicht und Rheuma empfohlen. Die Bauchspeicheldrüse wird mit diesem Mineralstoff unterstützt.

Nr. 24 Arsenum jodatum D12

Hauptsächlich wirkt das Arsenum jodatum auf die serösen Häute der Lunge, der Lymphdrüsen und der Haut. Allergische Erkrankungen, wie z. B. Asthma und Heuschnupfen, zeigen einen Bedarf an diesem Mineralstoff.

Weitere mögliche Anwendungsbedarfe:
als Stärkungsmittel allgemein, Schilddrüsenüberfunktion, Borreliosen, verminderte Lungenfunktion, Schwächung nach/bei Lungenkrankheiten, permanentes Kältegefühl, vermehrte Speichelsekretion und zähes Bronchialsekret, nässende Ekzeme, chronisch-juckende Hautausschläge, Heuschnupfen, allergisches Asthma, chronischer Darmkatarrh, Panikzustände, Krebs.

Nr. 25 Aurum chloratum natronatum D12
Das Aurum chloratum natronatum ist sehr unerforscht und in der biochemischen Praxis noch nicht lange in Anwendung.
Mögliche Anwendungsbedarfe können sein:
unregelmäßiger Zyklus der Frau, „Mondwandler“, Schlafstörungen älterer Menschen, Jetlag, grauer Star, hoher Blutdruck, stenokardische Beschwerden, chronische Lebererkrankungen, Entzündungen und Verhärtungen der weiblichen Geschlechtsorgane, Myome, depressive Verstimmungszustände.

Praktische Anwendung der Mineralstoffe nach Dr. Schüßler

Fragen zur Einnahme

In meinen Vorträgen und Beratungen erlebe ich viel Unsicherheit im Umgang mit den Mineralstoffen, weil von unterschiedlichsten Seiten verschiedene, teilweise sich widersprechende Empfehlungen ausgesprochen werden. Im Folgenden gehe ich auf die häufigsten Fragen ein. Es gibt grundsätzlich keine „richtige“ Einnahme. Probieren Sie aus! Der einzige Fehler wäre, die Mineralstoffe aus Unsicherheit nicht zu nehmen!

Wo bekomme ich die Mineralstoffe?

In Deutschland bekommen Sie die biochemischen Mineralstoffe als apothekenpflichtige Arzneimittel in der Apotheke. Es gibt verschiedene Hersteller. Achten Sie auf eine gute Qualität. Trägerstoff der Tabletten ist nach dem homöopathischen Arzneibuch (HAB) immer Lactose (Milchzucker). Als Tablettierhilfsstoffe werden entweder Kartoffelstärke oder Weizenstärke und die Schmiermittel Magnesiumstearat oder Calciumbehenat eingesetzt. Jede Tablette wiegt 250mg. Bei Bezugsquellen, wie dem Internet sollte sichergestellt sein, dass es sich wirklich um Schüßler-Mineralstoffe handelt, die nach dem homöopathischen Arzneibuch zubereitet sind, und nicht um irgendwelche Salzmischungen.

Wie dosiere ich die Mineralstoffe?

Grundsätzlich bestimmt der Bedarf die Dosierung. Hierbei gibt es nicht „richtig und falsch“. Mit der Zeit werden Sie die Ihnen entsprechende Dosierung herausfinden.
Vorerst können Sie einer Einnahmeempfehlung folgen. Sie finden im Kapitel „Anwendungsbedarfe von A – Z“ Einnahmepläne, die ich aufgrund der mir zur Verfügung stehenden Erfahrungen und Kenntnisse zusammengestellt habe. Eine individuell auf Sie zugeschnittene Einnahmeempfehlung können Sie von einer/einem fachlich geschulten Beraterin/Berater (Adressen erhältlich über die GBA) bekommen. Wenn Sie selbst anhand der Beschreibungen der Mineralstoffe Ihren Mineralstoff gefunden haben, beachten Sie folgende Empfehlungen:

- Bei akuten Störungen lassen Sie jede fünf Minuten eine Tablette im Mund zergehen;
- in chronischen Fällen nehmen Sie sieben bis zehn Stück am Tag.

Sensiblen, älteren und besonders belasteten Menschen empfehle ich, mit einem Drittel der angegebenen Dosierung zu beginnen. Die Dosierung wird langsam im Rhythmus von sieben Tagen gesteigert. Stellt sich der gewünschte Erfolg ein, wird die Dosierung nicht weiter gesteigert. In manchen Fällen tritt das Bedürfnis nach mehr Mineralstoffen auf. Es kann sein, dass anfänglich ein extremer Bedarf ein „Mehr" an Betriebsstoff verlangt. Sie können dem ruhig nachgeben.

Wichtig: Bei akuten und heftigen Beschwerden ist medizinische Abklärung notwendig!

Wie nehme ich die Mineralstoffe ein?

Sie zählen den Mineralstoff/die Mineralstoffe ab. Sie können die verschiedenen Mineralstoffe, die Sie entsprechend Ihrer Einnahmeempfehlung herausgesucht haben, miteinander mischen.
Achtung: Der Milchzucker nimmt den Geschmack der Umgebung an. Wählen Sie für Ihre tägliche Aufbewahrung z. B. ein Glasschälchen oder ein Salbendöschen aus der Apotheke.

Nun haben Sie zwei Möglichkeiten:

1. Sie lutschen die Mineralstofftabletten. Sie können bis zu drei Tabletten auf einmal in den Mund nehmen. Beim Lutschen lösen sich die Mineralstoffmoleküle langsam aus der Tablette und werden über die Mundschleimhaut aufgenommen. Aus meiner Erfahrung ist es das Beste, die Mineralstofftabletten „gezielt" zu lutschen! Suchen Sie sich zwei bis drei Gelegenheiten am Tag. (Hinweis: Bei höheren Tagesdosen ab 100 Stück pro Tag führt andauerndes Lutschen immer wieder zur Anregung der Bauchspeicheldrüse und Veränderung des Mundklimas)
2. Sie lösen die Mineralstofftabletten in Wasser auf. Teilen Sie die Tagesdosis der Tabletten in drei Portionen. Lösen Sie morgens, mittags, abends jeweils eine Portion in einem Glas Wasser auf. Nehmen Sie einen Schluck in den Mund und halten Sie ihn einen Moment. Die Mineralstoffmoleküle werden jetzt aufgenommen. Dann schlucken Sie es herunter.

Natürlich können Sie auch innerhalb eines Tages beide Möglichkeiten (lutschen und auflösen) nutzen. Da die Aufnahme der Mineralstoffe über die Mundschleimhaut erfolgt, sollte diese frei sein. Nehmen Sie die Mineralstoffe daher frühestens eine halbe Stunde nach dem Essen.

Sollen die Mineralstoffe zu bestimmten Tageszeiten genommen werden?

Grundsätzlich können die Mineralstoffe über den Tag verteilt eingenommen werden. Überhaupt sollte die Einnahme so unkompliziert wie möglich sein, damit sie alltagsgerecht ist und auch über einen längeren Zeitraum durchgeführt werden kann. Die Erfahrung bestätigt, dass die Wirkung bei einer solch unkomplizierten Einnahme auch eintritt.

Darüber hinaus gibt es sinnvolle Möglichkeiten, die Einnahme den biologischen Rhythmen des Menschen anzupassen und die Wirkung hierüber zu intensivieren. Dies war auch Titelthema der Zeitschrift „Psychologie Heute" Juli/2005, die aktuelle Forschungsergebnisse der Chronobiologie und Chronopharmakologie vorgestellt hat. Es gibt Zeitrhythmen in unserem Leben, z. B. den 24-Stunden-Takt (Schlaf-/Wachrhythmus, Zellteilungsrhythmus, Stoffwechsel, Hormonhaushalt), die von der chinesischen Organuhr berücksichtigt werden. Hierbei wird davon ausgegangen, dass jedes Organ im Zeitraum der 24 Stunden etwa zwei Stunden verstärkt mit Energie versorgt wird. Treten während dieser Zeitpunkte Beschwerden auf, kann das ein Hinweis auf eine Störung der entsprechenden Organe sein. Besonders bei starken Leiden und Beschwerden hat sich die Berücksichtigung der chinesischen Organuhr bewährt.

Es gibt längere Rhythmen, wie den Mond- oder den Jahreszyklus, die ebenfalls berücksichtigt werden können.

Wie viel verschiedene Mineralstoffe soll ich nehmen?

Die Anzahl der Mineralstoffe hängt von Ihren persönlichen Bedarfen ab. Nutzen Sie die Einnahmeempfehlungen. Sie können dann nochmals die entsprechenden Beschreibungen bei den einzelnen Mineralstoffen nachlesen.

Es gibt keine Gegenspieler bei den Mineralstoffen. Anders als bei herkömmlichen grobstofflichen Mineralstoffpräparaten, behindern sich die verschiedenen Mineralstoffe nicht gegenseitig in der Aufnahme.

Im Gegenteil: Die körperlichen Prozesse erfordern oft notwendigerweise verschiedenste Mineralstoffe gleichzeitig. Wenn Sie z. B. einen grippalen Infekt befürchten, sollten mindestens die Nr. 3 Ferrum phosphoricum zur Erhöhung der Widerstandskraft und die Nr. 10 Natrium sulfuricum zur Ausscheidung der belastenden Stoffe genommen werden.

Einnahme nach der Organuhr

Uhrzeit	Organ	Mineralstoff
• *morgens:*		
7–9 Uhr	Magen	Nr. 8 Natrium chloratum Nr. 3 Ferrum phosphoricum
9–11 Uhr	Milz/ Bauchspeicheldrüse	Nr. 5 Kalium phosphoricum Nr. 6 Kalium sulfuricum Nr. 23 Natrium bicarbonicum
11–13 Uhr	Herz	Nr. 2 Calcium phosphoricum Nr. 7 Magnesium phosphoricum Nr. 22 Calcium carbonicum Nr. 25 Aurum chloratum natronatum
• *mittags:*		
13–15 Uhr	Dünndarm	Nr. 4 Kalium chloratum
15–17 Uhr		Nr. 20 Kalium-Aluminium sulfuricum
17–19 Uhr	Blase	Nr. 8 Natrium chloratum Nr. 10 Natrium sulfuricum
	Nieren	Nr. 16 Lithium chloratum
• *abends:*		
19–21 Uhr	Kreislauf	Nr. 3 Ferrum phosphoricum Nr. 7 Magnesium phosphoricum Nr. 17 Manganum sulfuricum
21–23 Uhr	Hormonhaushalt	Nr. 13 Kalium arsenicosum Nr. 14 Kalium bromatum Nr. 15 Kalium jodatum Nr. 21 Zincum chloratum Nr. 19 Cuprum arsenicosum
• *nachts:*		
23–1 Uhr	Gallenblase	Nr. 9 Natrium phosphoricum Nr. 10 Natrium sulfuricum Nr. 12 Calcium sulfuricum
1–3 Uhr	Leber	Nr. 6 Kalium sulfuricum Nr. 10 Natrium sulfuricum Nr. 26 Selenium
3–5 Uhr	Lunge	Nr. 1 Calcium fluoratum Nr. 3 Ferrum phosphoricum Nr. 4 Kalium chloratum Nr. 6 Kalium sulfuricum Nr. 8 Natrium chloratum Nr. 24 Arsenum jodatum
5–7 Uhr	Dickdarm	Nr. 11 Silicea Nr. 10 Natrium sulfuricum Nr. 18 Calcium sulfuratum

Kann ich die Mineralstoffe auch Säuglingen und Kindern geben?

Ja, Säuglinge können die Mineralstoffe in verschiedener Weise bekommen. Sie können die Mineralstoffe mit abgekochtem Wasser auflösen und mit einer Pipette vorsichtig in den Mund träufeln. Sie können die Mineralstoffe breiig am Mundwinkel einschmieren (kleinste Mengen!). Oder Sie können die Mineralstoffe dem Fläschchen beimengen, dann ist die Wirkung – wenngleich schwächer – auch vorhanden. Dabei lösen Sie die Mineralstoffe vorher in abgekochtem Wasser auf.

Bei Säuglingen empfiehlt sich besonders die äußere Anwendung. Die Mineralstoffe können dem Badewasser zugefügt werden oder bei Bauchkrämpfen als Kompresse aufgelegt werden.

Kleinkinder und Kinder können die Mineralstoffe, wie oben angegeben, lutschen oder aufgelöst trinken. Meistens schmecken sie den Kindern süß und sind daher sehr begehrt.

Manches Mal äußern Mütter Bedenken, dass ihre Kinder durch die Mineralstofftabletten den Eindruck bekommen, sie dürften grundsätzlich Tabletten einnehmen. Erklären Sie Ihrem Kind (altersgerecht!), was es bekommt und warum. In meinen Gesprächen mit Kindern vergleiche ich oft das, was sie zu essen bekommen, mit den Bausteinen, die sie kennen, und die Mineralstoffe mit der Möglichkeit, diese Bausteine zusammenzufügen. Ich erkläre ihnen, was für sensationelle Bauprozesse in ihrem Körper stattfinden und warum wir dies unterstützen. Auch Kindergartenkinder entwickeln darüber bereits einen Zugang zu den Mineralstoffen. Lösen Sie die Mineralstoffe eventuell auf!

Zudem werden Sie von Ihrem Kind schnell die Rückmeldung eines Widerwillens bekommen, wenn die Mineralstoffe nicht genau auf seinen Bedarf abgestimmt sind. Sie sollten sie dann nicht nehmen! Ich halte es für sehr wichtig, dem Kind keine Mineralstoffe „aufzuzwingen". Es ist dann an uns Erwachsenen, nachzudenken, zu schauen, zu überlegen, wie wir dem Kind Unterstützung – vielleicht auch auf anderer Ebene – geben können.

Meine Kinder wachsen mit den Mineralstoffen auf und haben bereits einige Kenntnisse, wie sie sich helfen können. Sie nehmen z. B. von sich aus die Nr. 3 Ferrum phosphoricum bei Halsschmerzen.

Dürfen Diabetiker die Mineralstoffe nehmen?

Ja, auf jeden Fall! 1 BE = 12 Gramm Kohlenhydrat und das entspricht 48 Tabletten zu 0,25 Gramm. Die Energiemenge einer Tablette beträgt 4 Kilo-Joule (KJ).

Diabetiker nutzen am besten die Möglichkeit der Auflösung der Mineralstoffe, um die Aufnahme des Milchzuckers gering zu halten.

Ist der Milchzucker (Lactose) gut verträglich?

Der Milchzucker ist die Trägersubstanz für die Mineralstoffe. Gewonnen wird die Lactose aus Molke (Milch) und findet in der Nahrungs- und pharmazeutischen Industrie vielfache Verwendung: Fertigsuppen, Wurstwaren, Zucker- und Backwaren ...

Die Lactose wird durch Lactase im Darm gespalten. Ist im Darm zu wenig Lactase vorhanden, kommt es zur Lactose-Intoleranz und damit zu folgenden Symptomen: Durchfall, Bauchkrämpfe, Blähungen.

Sollten derartige Probleme bei Ihnen auftreten, versuchen Sie Folgendes:

Sie lösen die Mineralstoffe in einem Glas Wasser auf und lassen den Milchzucker sich absetzen. Dann nehmen Sie einen Schluck von der Lösung in den Mund, warten eine Weile, sodass die Mineralstoffmoleküle aufgenommen werden können, und spucken dann aus.

Manchmal handelt es sich bei den oben genannten Symptomen um Reaktionen (s. a. das Kapitel über die Reaktionen).

Lactose wird erst im Dünndarm gespalten, sodass eine kariöse Wirkung auf die Zähne kaum gegeben ist.

In den seltenen Fällen einer Allergie können Sie die Mineralstoffe als Dilutionen bekommen. Lassen Sie sich hierzu in der Apotheke beraten.

Wie lange soll ich die Mineralstoffe einnehmen?

Häufig werden die Mineralstoffe aufgrund einer Beschwerde oder Störung genommen und bei Besserung abgesetzt. Die Störung zeigt jedoch immer die „Spitze des Eisberges“.

Nehmen Sie die Mineralstoffe nach Besserung Ihrer Beschwerden auf jeden Fall einige Wochen weiter, um Ihren Bedarf über den akuten Zustand hinaus zu decken und wieder Belastungssituationen bewältigen zu können.

Kann ich die Mineralstoffe nehmen, wenn ich auch andere Arzneimittel nehmen muss?

Ja, denn die Mineralstoffe stärken direkt die Lebenskräfte des Menschen. Als Betriebsstoffe ermöglichen sie dem Organismus, seinen Aufgaben nachzukommen.

Egal ob Sie allopathische, homöopathische oder andere Medikamente nehmen, bei der Einnahme der Mineralstoffe wird kein behindernder Effekt erreicht. Die Mineralstoffe unterstützen die entsprechenden Behandlungen sogar. Informieren Sie Ihre(n) Therapeuten über die Einnahme.

Wird man von den Mineralstoffen abhängig?

Nein! Am Anfang entsteht häufig ein übergroßes Bedürfnis nach den Mineralstoffen, manchmal regelrecht eine Gier. Das ist ein Zeichen, wie sehnsüchtig Ihr Körper auf die Zufuhr der entsprechenden Betriebsstoffe hat warten müssen.

Nach und nach normalisiert sich dieses Bedürfnis. Ist der Körper gut versorgt, lässt das Bedürfnis nach den Mineralstoffen nach. Die Einnahme wird vergessen oder ausgesetzt. Ich kenne viele Menschen, für die die Mineralstoffe eine Begleitung geworden sind, die sie immer wieder für ihre Stärkung nutzen.

Was, wenn sich der erwünschte Erfolg mit der Einnahme der Mineralstoffe nicht einstellt?

- Je nach Mineralstoffbedarf und der vorhandenen Störung/Krankheit kann es unterschiedlich lange dauern, bis sich der erwünschte Erfolg einstellt. Gerade bei chronischen Prozessen bedarf es der Geduld!
- Überprüfen Sie die Dosierung und die Auswahl der Mineralstoffe.
- Schauen Sie nach, ob eventuell eine äußere Anwendung sinnvoll sein kann.
- Vielleicht liegt eine Blockade auf einer anderen Ebene vor (z. B. Schlafplatz, Zähne).

Die Mineralstoffe nach Dr. Schüßler finden ihre Grenzen bei schweren Erkrankungen, die medizinischer Hilfe bedürfen. In vielen Fällen können die Mineralstoffe nach Dr. Schüßler allerdings begleiten und die Vitalität stärken.

Reaktionen auf die Einnahme der Mineralstoffe nach Dr. Schüßler

Mit der Einnahme der Mineralstoffe nach Dr. Schüßler wird der Wunsch verbunden, beschwerdefrei, vital und gesund zu sein. Die beste und gewünschte Reaktion ist daher, mit den Mineralstoffen Frische und Lebendigkeit zu erreichen. Manches Mal kommt es nach der Einnahme der Mineralstoffe zu Beginn zu mehr oder weniger ausgeprägten (unerwünschten) Reaktionen, die verunsichern und zu dem Eindruck führen, die Mineralstoffe „würden nicht vertragen".

Warum kommt es zu Reaktionen?

Erinnern Sie sich an unser Bild der Baustelle? Stellen Sie sich vor, Sie haben in Ihrem Körper Baustellen, die nicht mehr in Betrieb waren. Nun, da mit der Einnahme der Mineralstoffe Betriebsstoff die Baustelle erreicht, wird die Arbeit wieder aufgenommen. Manchmal hat sich in der Zwischenzeit Müll auf der Baustelle angesammelt und nun muss zunächst aufgeräumt werden, bevor die Bauarbeiten wieder aufgenommen werden können.

Der Körper stellt sich auf eine Mangelsituation ein und baut in hierarchischer Art und Weise ab. Da dies ein schleichender Prozess ist, wird meistens nicht der Ursache der Störung auf den Grund gegangen und diese behoben.

Einerseits werden kosmetische Lösungen gesucht. Achten Sie einmal auf die Vielzahl der „Nagelstudios", die in den letzten Jahren wie Pilze aus dem Boden geschossen sind, nicht nur, weil dies eine Moderichtung ist, sondern vor allen Dingen, weil künstliche Fingernägel die Probleme überdecken sollen.

Andererseits werden Beschwerden, die den Lebensalltag beeinträchtigen, verdrängt. Frei verkäufliche Schmerzmittel werden tonnenweise jedes Jahr verkauft. Ich habe erlebt, dass ein ca. acht Jahre altes Mädchen neben mir in der Apotheke ein Schmerzmittel wegen Kopfschmerzen kaufte, es ohne Kommentar bekam, sofort öffnete, eine Tablette herausdrückte und hinunterschluckte. Als ich das Kind ansprach, schaute es sehr verwundert und auch dem Apotheker kam an der Situation nichts unnormal vor...

Dieses Verhalten führt dazu, dass den Ursachen nicht mehr nachgegangen wird. Auch der voreilige Griff zu Fiebermitteln und Antibiotika unterdrückt im frühen Stadium die Auseinandersetzung des Körpers mit eindringenden Krankheitserregern und schwächt nachhaltig das Immunsystem. Zunächst, sofern keine Organschädigung vorliegt, ist unser Körper in der Lage, anfallende Gift- und Belastungsstoffe auszuscheiden. Nehmen diese überhand, kommt es im Körper zu einer Überlastung. Um Schäden in den Organen zu verhindern, werden die Giftstoffe deponiert. Schicht für Schicht werden die belastenden Stoffe im Gewebe abgelagert. Irgendwann führt auch dieser Notbehelf des Körpers zu weiteren Problemen. Es treten nachhaltige Störungen auf. Hier kann auch ein Zusammenhang zu den steigenden Zahlen an Allergiekranken gesehen werden. Dieser Prozess ist aus einer Not des Körpers entstanden. Sobald die Not beendet wird und der Organismus die Mineralstoffe als Betriebsstoffe zur Verfügung hat, beginnt er zu arbeiten. Schicht für Schicht werden die Belastungen wieder abgebaut.

Hierfür gibt es eine Grundregel, die besagt: „Von oben nach unten, von innen nach außen, die jüngste Schicht zuerst" (Hering'sche Regel). Das ist der Hintergrund, warum mit der Einnahme der Mineralstoffe verschiedene Erscheinungen auftreten können.

Es gibt keine allgemeinen (unerwünschten) Reaktionen auf die Einnahme der Mineralstoffe nach Dr. Schüßler. Ob und welche Reaktionen Sie bekommen könnten, hängt individuell davon ab, welche Belastungen Ihr Körper abbauen muss und welche Regenerationsarbeiten notwendig sind!

Der Prozess beginnt

Die Auseinandersetzung des Körpers mit belastenden Stoffen kommt in Gang und verbraucht Ferrum phosphoricum (Nr. 3). Eine leicht erhöhte Temperatur ist die Folge.
Der Körper braucht jetzt möglichst viel Ruhe und eine verstärkte Zufuhr des Mineralstoffs Nr. 3 Ferrum phosphoricum.
Der Flüssigkeitshaushalt wird beansprucht, da Giftstoffe in Flüssigkeit gebunden werden, und verbraucht Natrium chloratum (Nr.8). Ein glasklarer Fluss aus der Nase, ein Schnupfen, zeigt den Bedarf an.
Trinken Sie ausreichend wirkstoffarmes Wasser und nehmen Sie verstärkt den Mineralstoff Nr. 8 Natrium chloratum ein.
Weitere Giftstoffe werden in Faserstoffen gebunden und der Bedarf an Kalium chloratum darüber erhöht. Ein schleimiger Husten ist ein deutliches Zeichen für diesen Prozess.
Nehmen Sie jetzt verstärkt die Nr. 4 Kalium chloratum.
Oft zeigen sich mit der Einnahme ausgewählter Mineralstoffe die Bedarfe an weiteren Mineralstoffen. Achten Sie auf veränderte Bedürfnisse nach Nahrungsmitteln oder andere Zeichen, die Hinweise auf weitere Mineralstoffbedarfe sein können.

Belastungen abbauen

Jetzt beginnt die Reinigungsarbeit im Körper. Sind die inneren Organe mit der notwendigen Ausscheidung überlastet, werden belastende Stoffe (Schlacken, Gifte, Säuren) über das Organ Haut ausgeschieden. Die Haut kann jucken. Zuweilen treten Pickel oder Säureflecken auf. Sie können Ihre Haut entlasten, indem Sie das Basenbad zur Ausscheidung nutzen.

Da der Organismus nun einen höheren Flüssigkeitsbedarf für die Entgiftung hat, muss ausreichend Flüssigkeit zugeführt werden. Andernfalls entzieht der Organismus die benötigte Flüssigkeit anderen Bereichen wie z. B. dem Darm. In der Folge kommt es zur Verstopfung.
Es kann andersherum auch der Fall sein, dass massive Ausscheidung sich im erhöhten Stuhlgang bemerkbar macht (leichter Durchfall, nicht länger als ein bis zwei Tage).
Manche berichten, sie hätten den Eindruck gehabt, dass alte Beschwerden aufflammen könnten. Der Körper arbeitet jetzt Krankheitsgifte ab oder er ist in die Lage versetzt, eine Ausheilung abzuschließen, für die die Kräfte fehlten.

Regeneration und Erneuerung
Alle genannten Symptome sind ein Zeichen dafür, dass die Regeneration des Körpers in Gang kommt und, sofern keine Zerstörung vorliegt, eine altersgerechte Erneuerung erfolgen kann.
Die Regeneration der Bänder, Sehnen und Muskeln führt manchmal zu Dehnungsschmerzen. Dies betrifft vor allem den Mineralstoff Nr. 1 Calcium fluoratum.
Entlastung bringt die äußere Anwendung der Mineralstoffe.
Sollten die Beschwerden zu stark sein, reduzieren Sie die Mineralstoffgaben, denn der Prozess, auf den Sie sich mit den Mineralstoffen nach Dr. Schüßler einlassen, ist für Sie selbst gestaltbar.

Die äußere Anwendung

In der Praxis zeigt sich, dass die äußere Anwendung der biochemischen Mineralstoffe wertvolle Hilfe und Unterstützung bieten kann. Dies gilt sowohl für die äußere Pflege der Haut als auch für die Hilfe bei akuten Störungen. Wenn wir die Mineralstoffe nach Dr. Schüßler innerlich einnehmen, wird der Organismus die Mineralstoffmoleküle dort einsetzen, wo der größte Bedarf ist. Wenn wir die Mineralstoffe äußerlich zuführen, werden sie zunächst an Ort und Stelle genutzt. Nehmen wir das Beispiel Hornhaut. Jemand nimmt den Mineralstoff Nr. 1 Calcium fluoratum wegen übermäßiger Hornhautbildung innerlich ein. Zum Hornstoffaustritt ist es gekommen, weil der Organismus das Calcium fluoratum nicht mehr ausreichend für die Bindung des Hornstoffes zur Verfügung hatte. Es

kann jedoch sein, dass auch weitere Funktionsbereiche nicht mehr ausreichend versorgt werden konnten. In dem Moment, wo der Mineralstoff wieder zur Verfügung steht, werden die hierarchisch höheren Funktionsbereiche versorgt: die Aderwände, die Organe, die Bänder. Um den erwünschten Effekt zu erzielen, sollten jetzt die Mineralstoffe auch äußerlich zugeführt werden, um direkt an Ort und Stelle wirksam werden zu können.
Bereits Schüßler hat in der praktischen Entwicklung seiner Biochemie die äußere Anwendung genutzt: „In den Krankheitsfällen, wo eine äusserliche Anwendung möglich ist, also bei Quetschungen, Verbrennungen, Frostbeulen, Wildfleisch u.s.w., ist neben dem inneren Gebrauch die äussere Anwendung (bei Tripper und Weissfluss Einspritzungen) sehr zweckdienlich" (Schüßler, Eine abgekürzte Therapie, 1. Ausgabe 1874, S.16).
Die äußere Anwendung ist sehr vielseitig anwendbar. Grundsätzlich empfehle ich zunächst, die Mineralstofftabletten oder das Pulver für die äußere Anwendung zu nutzen, da dies zur inneren Einnahme sowieso im Haushalt zur Verfügung steht.
Für die praktische tägliche Anwendung gibt es Cremegele, Salben und bereits fertige Mischungen. Informieren Sie sich hierzu bei Ihrer Beraterin oder Ihrem Berater bzw. Ihrer Apotheke.

Die Haut

Die Haut ist unser größtes Organ. Sie schützt uns vor mechanischen Verletzungen, vor schädlichen Mikroorganismen und vor Austrocknung.
Die Ausdehnung der Oberhaut beträgt eineinhalb bis zwei Quadratmeter und damit steht uns eine große Fläche für die Aufnahme der Mineralstoffe und die Abgabe belastender Stoffe zur Verfügung. Die Oberhaut ist gleichzeitig unser größtes Sinnesorgan und ist daher nicht nur für den Kontakt, sondern auch für die Wahrnehmung der Umwelt von immenser Bedeutung.
Sie ist in drei Schichten aufgebaut:

- die Epidermis, die die Straffheit unserer Haut zeigt. Sie braucht vor allen Dingen die Mineralstoffe Nr. 1 Calcium fluoratum und die Nr. 6 Kalium sulfuricum;
- die Lederhaut (Korium), die u.a. unser Bindegewebe, aber auch Talg- und Schweißdrüsen, Haarmuskeln, Nerven und Blutgefäße umfasst. Sie braucht vor allen Dingen die Nr. 4 Kalium chloratum und die Nr. 11 Silicea;

- die Unterhaut (subcutis), in der Fettzellen, Wasserspeicher und Haarzwiebeln eingebettet sind. Sie braucht vor allen Dingen die Nr. 8 Natrium chloratum, die Nr. 9 Natrium phosphoricum und die Nr. 12 Calcium sulfuricum.

Tipp: Pflegen Sie Ihre Haut mit einem Mineralstoffbad. Geben Sie je zwölf Stück von den Nummern 1, 3, 4, 6, 8, 9, 11, 12 ins Badewasser.

Das Prinzip: Entlasten und nähren!

Wir können über die Haut direkt ausscheiden = entlasten und direkt aufnehmen = nähren.
Sie können z. B. ein Basenbad nehmen und anschließend die Mineralstoffe als Kompresse oder als Breiauflage auftragen.

Entlasten

Wir können unsere Haut als größtes Ausscheidungsorgan nutzen, um belastende Stoffe (Säuren, Schlacken, Gifte) auszuscheiden. Intensiviert wird dieser Ausscheidungsvorgang über das Schwitzen.

- Bei aktiver sportlicher Betätigung kommen Sie auch ins Schwitzen und scheiden über den Schweiß Stoffe, die sich im Gewebe unter der Haut befinden, aus.
- In der Sauna haben Sie die Möglichkeit, passiv ins Schwitzen zu kommen.
- Auch im Bad können Sie diese Situation herbeiführen, wenn die Badetemperatur über der Körpertemperatur liegt (über 37 Grad Celsius).

Sehr effektiv ist das sogenannte Basenbad, das mittels Zusätzen erreicht wird. Diese führen dazu, dass der pH-Wert des Badewassers mindestens 8 erreicht. Unsere Haut hat einen pH-Wert von 4–6,5. Die Haut braucht eine ihr angeglichene Umgebung. Ist diese basischer als die Haut selbst, so entsteht ein sogenannter osmotischer Druck. Das bedeutet, die Haut wird „gezwungen“, Säuren auszuscheiden, um die Umgebung wieder an sich selbst anzugleichen. Liegt jetzt die Badetemperatur über der Körpertemperatur (38 Grad Celsius), erreichen wir zusätzlich über das Ausschwitzen eine Ausleitung der Stoffe, die in den oberen Schichten der Haut deponiert sind. Die Badedauer muss mindestens 30 Minuten betragen, um den nachhaltigen Effekt zu erzielen. Das Bad kann täglich gemacht werden. Es trocknet die Haut nicht aus. Im Gegenteil: Gerade feuchtigkeitsarme und fettarme Haut wird mit der Zeit regeneriert.

Tipp: Trinken Sie vor dem Basenbad einen Mineralstoffcocktail! Jeweils zehn Stück der Nr. 8 Natrium chloratum, Nr. 9 Natrium phosphoricum, Nr. 10 Natrium sulfuricum auflösen.

Sie können das basische Bad auch als Teilbad durchführen oder als Brei auflegen:

- Sitzbad: besonders zu empfehlen bei Problemen im Genital- und Analbereich (Pilze, Hämorrhoiden);
- Fußbad: Viele Menschen klagen über geschwollene Füße und Beine, insbesondere am Abend. Entspannen Sie abends mit einem basischen Fußbad und führen Sie gleichzeitig die belastenden Flüssigkeiten, die in Ihren Beinen stauen, ab. Das Fußbad ist auch sehr hilfreich bei Fußschweiß, Fußpilz, Juckreiz am Bein, Ausschlägen, Gichtzehen, rheumatischen Beschwerden in den Füßen;
- Handbad: bei Handekzemen, Gichtknoten in den Fingergelenken, rheumatischen Beschwerden der Hände;
- Basenbadmaske: zur allgemeinen Pflege der Gesichtshaut, insbesondere bei Pickeln, Akneproblemen;
- Auflagen: juckende Hautstellen, Ekzeme

Achtung: Menschen mit hohem Blutdruck, Kreislaufproblemen, Herzproblemen sollten zunächst Teilbäder versuchen!

Nähren

Ein Schlüsselerlebnis über die Möglichkeiten der äußeren Anwendung hatte ich mit meiner Tochter Johanna. Sie nahm die für sie zusammengestellte Mineralstoffmischung nicht ein. Eines Tages kam sie zu mir und zeigte mir Warzen, die sich von den Beinen aufwärts bis zur Hüfte hochzogen. Mir waren diese weißlichen Warzen als sogenannte „Schwimmbadwarzen“ bekannt, die allgemein als sehr schwierig zu behandeln gelten. Johanna badete ca. 15 Minuten bei Körpertemperatur in den Mineralstoffen Nr. 4 Kalium chloratum und Nr. 10 Natrium sulfuricum, jeweils 20 Stück. Am nächsten Tag waren bereits die kleinsten Warzen verschwunden und eine größere begann sich aufzulösen. Ich ergänzte das Mineralstoffbad um die Mineralstoffe Nr. 2 Calcium phosphoricum, Nr. 3 Ferrum phosphoricum und Nr. 1 Calcium fluoratum. Sie badete jeden Tag und nach einer Woche waren sämtliche (!) Warzen verschwunden. Seit dem Zeitpunkt nutzte sie regelmäßig ihre Mineralstoffmischungen für ein Mineralstoffbad.

Auch von Schwangeren, die am Anfang ihrer Schwangerschaft die Mineralstoffe nehmen wollten, aber aufgrund von Übelkeit nicht konnten, habe ich die Rückmeldung bekommen, wie wohltuend die Mineralstoffbäder gewesen seien.
Bei Mineralstoffbädern sollte die Temperatur leicht unter der Körpertemperatur (nicht über 37 Grad Celsius) liegen, damit die Haut die Mineralstoffe aufnehmen kann; Badedauer 10 bis 15 Minuten. Nehmen Sie bei Vollbädern ca. zwölf bis 20 Stück des jeweiligen Mineralstoffs.

Es sind auch Teilbäder möglich (ca. sieben bis zehn Stück des jeweiligen Mineralstoffs):

- Sitzbad: z. B. bei Problemen im Analbereich; im Vaginalbereich können die Tabletten auch direkt eingeführt werden;
- Fußbäder: z. B. bei Ausschlägen, wunden Füßen;
- Unterarm- und Handbäder.

Waschungen:
zur Unterstützung insbesondere bei Kranken, die kein (Teil-)Bad nehmen können. Lösen Sie die Mineralstoffe in körperwarmem Wasser auf.

Kompressen:
Augen (Nr. 3, Nr. 8, bei Schwellungen auch Nr. 10 und Nr. 12)
Gesicht
Nacken
Tränken Sie Tücher, Tupfer, Wattepads in den Mineralstoffen und legen Sie sie zehn bis 15 Minuten auf.

Wickel:
zum Beispiel Leberwickel, Wadenwickel (Achtung: Voraussetzung für einen Wickel sind warme Füße!), Brustwickel

Breiauflagen:
empfehlen sich im akuten Fall, z. B. bei Insektenstichen (Nr. 2 und Nr. 8) oder Brandwunden (Nr. 3 und Nr. 8).
Lösen Sie die Mineralstoffe mit abgekochtem Wasser zu einem Brei auf. Die Anzahl der Mineralstoffe hängt von der Größe der Fläche ab. Legen Sie den Brei auf die betreffenden Hautstellen auf und decken Sie den Brei mit einer Frischhaltefolie ab. So bleibt das feuchte Klima erhalten und die Mineralstoffmoleküle lösen sich im Wasser und können von der Haut aufgenommen werden.

Tropfen:
An den Stellen des Körpers, an denen keine Auflagen möglich sind (Augen, Nase, Ohren), können die Mineralstoffe als Tropfen äußerlich angewandt werden.
Zubereitung: ein bis zwei Tabletten des betreffenden Mineralstoffs und abgekochtes Wasser (Achtung: immer frisch zubereiten und die Fläschchen auskochen, da sich sonst Keime bilden können!)

Haarwasser für die Kopfhaut:
biochemisches Haarwasser (1, 5, 6, 8, 11/bei fettigen Haaren + 4,9) selbst herstellen und eine Viertelstunde vor dem Waschen einmassieren oder als Haarpackung längere Zeit einwirken lassen

Sprühlotionen:
Mineralstoffe auflösen, den Milchzucker absetzen lassen, eventuell durch einen Teefilter geben, mit einer Sprühflasche aufsprühen (z.B. bei offenen Wunden)

Einläufe:
- zur Unterstützung bei Entschlackungskuren (1, 3, 4, 5, 6, 7, 8, 10);
- bei Verstopfung (3, 7, 8, 10).

Anfertigungen für die praktische Anwendung:
Zäpfchen (können in der Apotheke gefertigt werden)

Teil III: Mineralstoffbedarf bei gesundheitlichen Störungen und Belastungen von A – Z/Einnahmeempfehlungen

Beachten Sie bei der Anwendung der Einnahmeempfehlungen die Hinweise zur Einnahme und auch das Kapitel über die Reaktionen. Auf die Begrenztheit der Eigenbehandlung möchte ich noch einmal ausdrücklich hinweisen: Schwere Erkrankungen gehören unbedingt in ärztliche Behandlung! Die Mineralstoffe können in derartigen Fällen nur unterstützend oder begleitend eingesetzt werden. Die folgenden Einnahmeempfehlungen basieren auf Hunderten von Erfahrungen, die mir selbst oder über die Ausbildung sowie über Berichte in den Seminaren von Anwenderinnen und Anwendern bekannt geworden sind. Es wird ein(!) Einnahmeplan ausgewählt.Die Hauptmineralstoffe sind hervorgehoben. Im Bedarfsfall kann die Einnahme auch auf diese Hauptmineralstoffe reduziert werden.

Differenzierung	Mineralstoffe	Stück/Tag
Abführmittel • Folge von Abführmitteln – erhöhter Mineralstoffverbrauch	Nr. 1 Calcium fluoratum **Nr. 5 Kalium phosphoricum** **Nr. 7 Magnesium phosphoricum** Nr. 8 Natrium chloratum Nr. 10 Natrium sulfuricum	7 12 12 12 12
Ablagerungen s. Steinbildung		
• von Hornstoff, Hornhaut	Nr. 1 Calcium fluoratum	7–10
Abmagerung • allgemein (Achtung: Bei unerklärlicher Abmagerung ist medizinische Abklärung notwendig!)	**Nr. 2 Calcium phosphoricum** Nr. 3 Ferrum phosphoricum Nr. 5 Kalium phosphoricum Nr. 8 Natrium chloratum **Nr. 18 Calcium sulfuratum**	12 7 10 10 7–10
Abschuppung • auf dem Kopf (weiße Schuppen)	Nr. 8 Natrium chloratum	12
• auf der Haut – auf klebrigem Grund	Nr. 2 Calcium phosphoricum **Nr. 6 Kalium sulfuricum** Nr. 10 Natrium sulfuricum	7–10 12
Absonderungen • ätzend scharf, wundmachend	Nr. 8 Natrium chloratum Nr. 9 Natrium phosphoricum	7–10 7–10
• bei Entzündungen nässend	**Nr. 3 Ferrum phosphoricum** **Nr. 10 Natrium sulfuricum** Nr. 24 Arsenum jodatum	7 7 7
• bräunlich gelb, ocker, reichliche Abschuppung auf klebrigem Untergrund	**Nr. 6 Kalium sulfuricum** Nr. 10 Natrium sulfuricum	7
• eitrig	Nr. 9 Natrium phosphoricum Nr. 11 Silicea Nr. 12 Calcium sulfuricum	12–15 7 7
• eiweißhaltig	Nr. 2 Calcium phosphoricum	12
• Faserstoff, Hautgrieß, mehlartig	Nr. 4 Kalium chloratum	12
• faserstoffhaltig, weiß oder weißgrau, fadenziehend	Nr. 4 Kalium chloratum	12
• fettige Ausschwitzung	Nr. 9 Natrium phosphoricum	12
	Nr. 8 Natrium chloratum	7
• grünlich gelb, wässrig, eitrig	Nr. 10 Natrium sulfuricum	12

Differenzierung	Mineralstoffe	Stück/Tag
• hell, wässrig, schleimig, glasig	Nr. 8 Natrium chloratum	12
• honiggelb, rahmartig	Nr. 9 Natrium phosphoricum	12
• scharf, übel riechend	**Nr. 11 Silicea** Nr. 9 Natrium phosphoricum	7 12
• übel riechend, schmierig	Nr. 5 Kalium phosphoricum	12
Abstillen • zur Unterstützung	Nr. 10 Natrium sulfuricum	12–15
Abszess	Nr. 3 Ferrum phosphoricum Nr. 4 Kalium chloratum **Nr. 9 Natrium phosphoricum** Nr. 10 Natrium sulfuricum Nr. 11 Silicea **Nr. 12 Calcium sulfuricum**	10 7 12–15 10 7 12
Abwehrkräfte • zur Stärkung	**Nr. 3 Ferrum phosphoricum** Nr. 4 Kalium chloratum Nr. 5 Kalium phosphoricum Nr. 8 Natrium chloratum Nr. 9 Natrium phosphoricum Nr. 10 Natrium sulfuricum Nr. 21 Zincum chloratum	10 7 7 7–10 10 10 7
ADS • Aufmerksamkeits-Defizit-Syndrom (zur Unterstützung)	**Nr. 2 Calcium phosphoricum** Nr. 3 Ferrum phosphoricum Nr. 5 Kalium phosphoricum **Nr. 7 Magnesium phosphoricum** Nr. 8 Natrium chloratum	12 7 7 12 7
After • Afterjucken	Nr. 8 Natrium chloratum	12
• Einrisse, Fissuren, Schrunden	**Nr. 1 Calcium fluoratum** Nr. 9 Natrium phosphoricum **Nr. 11 Silicea**	7–10 10 7–10
• wund	Nr. 9 Natrium phosphoricum	12
Akne • allgemein – Akne vulgaris	Nr. 3 Ferrum phosphoricum Nr. 4 Kalium chloratum Nr. 7 Magnesium phosphoricum **Nr. 9 Natrium phosphoricum** Nr. 11 Silicea Nr. 12 Calcium sulfuricum Nr. 21 Zincum chloratum	12 7 12 12–15 7 5–7 7

Differenzierung	Mineralstoffe	Stück/Tag
Allergien • allgemein	**Nr. 2 Calcium phosphoricum** Nr. 3 Ferrum phosphoricum Nr. 4 Kalium chloratum **Nr. 8 Natrium chloratum** Nr. 10 Natrium sulfuricum Nr. 21 Zincum chloratum Nr. 24 Arsenum jodatum	12 7 7 20 12 7 7
• Sonnenallergie	Nr. 3 Ferrum phosphoricum **Nr. 10 Natrium sulfuricum**	12 20
Altersdiabetes s. Diabetes		
Altersflecken s. Pigmentflecken		
Amalgambelastung • Ausleitung	Nr. 4 Kalium chloratum Nr. 5 Kalium phosphoricum **Nr. 8 Natrium chloratum** Nr. 9 Natrium phosphoricum **Nr. 10 Natrium sulfuricum** Nr. 15 Kalium jodatum **Nr. 18 Calcium sulfuratum** Nr. 20 Kalium-Aluminium sulfuricum Nr. 21 Zincum chloratum	7 7 12 12 12 7 10 7 12
Ameisenlaufen • auf der Haut	Nr. 2 Calcium phosphoricum Nr. 9 Natrium phosphoricum Nr. 10 Natrium sulfuricum **Nr. 11 Silicea**	7 12 12 10–12
Anämie s. Blutarmut		
Angina s. Halsentzündungen		
Angstzustände • allgemein	**Nr. 2 Calcium phosphoricum** Nr. 3 Ferrum phosphoricum Nr. 4 Kalium chloratum **Nr. 5 Kalium phosphoricum** **Nr. 7 Magnesium phosphoricum** Nr. 8 Natrium chloratum Nr. 9 Natrium phosphoricum Nr. 10 Natrium sulfuricum	12 7 7 7 12 7 12 12

Differenzierung	**Mineralstoffe**	**Stück/Tag**
Anschwellungen	Nr. 4 Kalium chloratum Nr. 8 Natrium chloratum Nr. 10 Natrium sulfuricum	12 12 20
Antibiotika • zur Unterstützung vor, während, nach einer Behandlung	Nr. 3 Ferrum phosphoricum **Nr. 4 Kalium chloratum** Nr. 5 Kalium phosphoricum **Nr. 8 Natrium chloratum** Nr. 9 Natrium phosphoricum **Nr. 10 Natrium sulfuricum**	7 12 7 12 12 12
Apathie, Antriebslosigkeit • allgemein	Nr. 3 Ferrum phosphoricum **Nr. 5 Kalium phosphoricum** Nr. 8 Natrium chloratum Nr. 10 Natrium sulfuricum	7 12 7 7
Aphthen	Nr. 3 Ferrum phosphoricum **Nr. 4 Kalium chloratum** Nr. 5 Kalium phosphoricum Nr. 8 Natrium chloratum Nr. 10 Natrium sulfuricum Nr. 12 Calcium sulfuricum	7 12–15 7 7–10 7–10 7
Appetitlosigkeit	**Nr. 2 Calcium phosphoricum** Nr. 4 Kalium chloratum **Nr. 5 Kalium phosphoricum** Nr. 6 Kalium sulfuricum Nr. 8 Natrium chloratum Nr. 9 Natrium phosphoricum Nr. 10 Natrium sulfuricum	12 7 12 7 7–10 7 12
Arteriosklerose	**Nr. 1 Calcium fluoratum** Nr. 4 Kalium chloratum **Nr. 9 Natrium phosphoricum** Nr. 11 Silicea	7 7 20 7
Arthritis	Nr. 1 Calcium fluoratum **Nr. 3 Ferrum phosphoricum** Nr. 4 Kalium chloratum **Nr. 8 Natrium chloratum** Nr. 9 Natrium phosphoricum	7 20 7 20 20

Differenzierung	Mineralstoffe	Stück/Tag
Arthrose	Nr. 1 Calcium fluoratum Nr. 2 Calcium phosphoricum **Nr. 8 Natrium chloratum** Nr. 9 Natrium phosphoricum Nr. 11 Silicea Nr. 16 Lithium chloratum Nr. 17 Manganum sulfuricum	7 12 20 12 7 7 7
Asthma	**Nr. 3 Ferrum phosphoricum** Nr. 4 Kalium chloratum Nr. 5 Kalium phosphoricum **Nr. 6 Kalium sulfuricum** Nr. 7 Magnesium phosphoricum Nr. 8 Natrium chloratum Nr. 10 Natrium sulfuricum Nr. 24 Arsenum jodatum	12 7 7 12 12 12 12–15 7–10
Aufregung	Nr. 2 Calcium phosphoricum Nr. 7 Magnesium phosphoricum	12 12
• zusätzlich bei Übelkeit:	Nr. 6 Kalium sulfuricum	12
Aufstoßen	**Nr. 7 Magnesium phosphoricum** als „heiße Sieben" Nr. 8 Natrium chloratum Nr. 9 Natrium phosphoricum	12 12 12
• bitter	Nr. 10 Natrium sulfuricum	20
• sauer	Nr. 9 Natrium phosphoricum	20
Augen • Absonderungen: rahmartig, honiggelb, verklebt	Nr. 9 Natrium phosphoricum Nr. 12 Calcium sulfuricum	12 7
• ätzend-brennend	**Nr. 8 Natrium chloratum** Nr. 12 Calcium sulfuricum	20 7
• Ausfluss gelblich/locker	**Nr. 6 Kalium sulfuricum** Nr. 10 Natrium sulfuricum Nr. 12 Calcium sulfuricum	12 7 7
• Funken, Farben sehen	Nr. 8 Natrium chloratum Nr. 9 Natrium phosphoricum **Nr. 10 Natrium sulfuricum** Nr. 11 Silicea	7 12 20 7

Differenzierung	Mineralstoffe	Stück/Tag
• gerötete Augenlider	**Nr. 3 Ferrum phosphoricum** Nr. 4 Kalium chloratum Nr. 8 Natrium chloratum	12–15 7 12
• geschwollene Augenlider	Nr. 10 Natrium sulfuricum	20
• Lichtempfindlichkeit	Nr. 9 Natrium phosphoricum **Nr. 11 Silicea** Nr. 21 Zincum chloratum	12 7–10 7–10
• tränend	Nr. 8 Natrium chloratum	12
• trocken wie Sand	Nr. 8 Natrium chloratum	12
Bänderschwäche • Erschlaffung	Nr. 1 Calcium fluoratum	12
• schmerzend (Zerrung)	Nr. 1 Calcium fluoratum Nr. 3 Ferrum phosphoricum Nr. 9 Natrium phosphoricum Nr. 11 Silicea	7–10 12 12 12
Bandscheiben • Beschwerden/Stärkung und Aufbau	Nr. 1 Calcium fluoratum Nr. 3 Ferrum phosphoricum Nr. 5 Kalium phosphoricum **Nr. 8 Natrium chloratum** Nr. 9 Natrium phosphoricum Nr. 11 Silicea	7 12 12 12–20 12 7
Bauchschmerzen	Nr. 3 Ferrum phosphoricum Nr. 4 Kalium chloratum **Nr. 7 Magnesium phosphoricum** Nr. 9 Natrium phosphoricum Nr. 10 Natrium sulfuricum	7 7 14 7 7
Bauchspeicheldrüse • Unterstützung und Stärkung	Nr. 4 Kalium chloratum **Nr. 6 Kalium sulfuricum** Nr. 7 Magnesium phosphoricum Nr. 8 Natrium chloratum **Nr. 10 Natrium sulfuricum** Nr. 23 Natrium bicarbonicum	7 12 12 7 12 7
Beine • Geschwüre	Nr. 4 Kalium chloratum Nr. 8 Natrium chloratum **Nr. 9 Natrium phosphoricum** **Nr. 10 Natrium sulfuricum** Nr. 11 Silicea Nr. 12 Calcium sulfuricum	7 7 20 20 7 12

Differenzierung	Mineralstoffe	Stück/Tag
• Krämpfe	Nr. 2 Calcium phosphoricum	20
• Schwäche, wacklig	Nr. 3 Ferrum phosphoricum **Nr. 5 Kalium phosphoricum** Nr. 8 Natrium chloratum	12 12 12
• Schweregefühl	Nr. 10 Natrium sulfuricum	20
Beruhigung	Nr. 2 Calcium phosphoricum Nr. 7 Magnesium phosphoricum Nr. 14 Kalium bromatum	12 12 12
Besenreiser	Nr. 1 Calcium fluoratum **Nr. 4 Kalium chloratum** Nr. 9 Natrium phosphoricum	7 12–15 12
Bettnässen • allgemein	Nr. 10 Natrium sulfuricum	12–15
• der Kinder	Nr. 1 Calcium fluoratum Nr. 2 Calcium phosphoricum Nt. 3 Ferrum phosphoricum Nr. 5 Kalium phosphoricum Nr. 8 Natrium chloratum **Nr. 10 Natrium sulfuricum**	7 12 7 7 12 12
Bienenstiche s. Insektenstiche		
Bindehautentzündung • des Auges	**Nr. 3 Ferrum phosphoricum** Nr. 4 Kalium chloratum Nr. 6 Kalium sulfuricum **Nr. 8 Natrium chloratum** Nr. 9 Natrium phosphoricum Nr. 11 Silicea Nr. 12 Calcium sulfuricum	20 7 5 20 7 7 7
Blähkolik • der Säuglinge	Nr. 2 Calcium phosphoricum **Nr. 7 Magnesium phosphoricum** Nr. 10 Natrium sulfuricum Nr. 19 Cuprum arsenicosum	12 14 7 7
Blähungen	**Nr. 7 Magnesium phosphoricum** Nr. 8 Natrium chloratum Nr. 9 Natrium phosphoricum **Nr. 10 Natrium sulfuricum**	14 7 7 12
Bläschen/Blasen • juckend, wässrig	Nr. 8 Natrium chloratum Nr. 10 Natrium sulfuricum	12 12

Differenzierung	Mineralstoffe	Stück/Tag
Blasenentzündung (Harnblase)	Nr. 3 Ferrum phosphoricum Nr. 8 Natrium chloratum Nr. 16 Lithium chloratum	12 12 7
Blase (Harnblase) • allgemein – zur Stärkung	Nr. 1 Calcium fluoratum Nr. 3 Ferrum phosphoricum Nr. 5 Kalium phosphoricum Nr. 8 Natrium chloratum Nr. 9 Natrium phosphoricum	7 7 7 7 7
• Reizblase – nervös	Nr. 3 Ferrum phosphoricum Nr. 7 Magnesium phosphoricum Nr. 9 Natrium phosphoricum Nr. 11 Silicea	7 14 12 5–7
• Schließmuskelschwäche der Blase	**Nr. 1 Calcium fluoratum** Nr. 2 Calcium phosphoricum Nr. 3 Ferrum phosphoricum Nr. 5 Kalium phosphoricum Nr. 8 Natrium chloratum	12 12 7 7 7
Blasensteine s. Steinbildung		
Blut • blutbildend/bei Blutarmut	**Nr. 2 Calcium phosphoricum** Nr. 4 Kalium chloratum Nr. 3 Ferrum phosphoricum Nr. 5 Kalium phosphoricum Nr. 8 Natrium chloratum Nr. 19 Cuprum arsenicosum	12 7 7 7 7 7
Blutdruck • Blutdruckabfall	**Nr. 2 Calcium phosphoricum** Nr. 15 Kalium jodatum	12 12
• erhöht	Nr. 1 Calcium fluoratum Nr. 2 Calcium phosphoricum Nr. 7 Magnesium phosphoricum **Nr. 8 Natrium chloratum** Nr. 9 Natrium phosphoricum **Nr. 10 Natrium sulfuricum** Nr. 11 Silicea Nr. 14 Kalium bromatum Nr. 15 Kalium jodatum	7 12 12 12 12 12 5 5–7 5–7
• niedrig	**Nr. 2 Calcium phosphoricum** Nr. 3 Ferrum phosphoricum **Nr. 5 Kalium phosphoricum** Nr. 8 Natrium chloratum Nr. 9 Natrium phosphoricum	12 7 7 12 12

Differenzierung	**Mineralstoffe**	**Stück/Tag**
Bluterguss	Nr. 1 Calcium fluoratum Nr. 3 Ferrum phosphoricum Nr. 4 Kalium chloratum Nr. 9 Natrium phosphoricum **Nr. 11 Silicea** **Nr. 12 Calcium sulfuricum**	7 7 7 12 12 12
Blutgefäße • Stärkung	**Nr. 1 Calcium fluoratum** Nr. 3 Ferrum phosphoricum Nr. 4 Kalium chloratum Nr. 9 Natrium phosphoricum Nr. 11 Silicea	12 7 7 12 7
Blutschwamm	Nr. 1 Calcium fluoratum Nr. 3 Ferrum phosphoricum Nr. 12 Calcium sulfuricum	7 12 7
Blutungen	Nr. 3 Ferrum phosphoricum	20
Borreliose (Unterstützung und Begleitung)	Nr. 3 Ferrum phosphoricum Nr. 5 Kalium phosphoricum Nr. 8 Natrium chloratum Nr. 10 Natrium sulfuricum Nr. 24 Arsenum jodatum	20 20 12 20 12
Brandblasen, -wunden s. Verbrennung		
Brechdurchfall	Nr. 3 Ferrum phosphoricum Nr. 10 Natrium sulfuricum	20 20–30
Bronchitis • allgemein, bei Verschleimung	Nr. 2 Calcium phosphoricum Nr. 3 Ferrum phosphoricum **Nr. 4 Kalium chloratum** Nr. 6 Kalium sulfuricum Nr. 8 Natrium chloratum Nr. 11 Silicea Nr. 12 Calcium sulfuricum	7 12 20 7 12 7 7
• bellender Husten	**Nr. 2 Calcium phosphoricum** Nr. 4 Kalium chloratum Nr. 8 Natrium chloratum	12 12 12
• krampfartiger Husten	Nr. 4 Kalium chloratum **Nr. 7 Magnesium phosphoricum** Nr. 8 Natrium chloratum	12 20 20
• trockener Reizhusten	Nr. 8 Natrium chloratum	20

Differenzierung	Mineralstoffe	Stück/Tag
Bruch • der Bauchdecke	**Nr. 1 Calcium fluoratum** Nr. 5 Kalium phosphoricum Nr. 8 Natrium chloratum Nr. 9 Natrium phosphoricum **Nr. 11 Silicea**	12 7 7 12 12
• Knochenbrüche	Nr. 1 Calcium fluoratum Nr. 2 Calcium phosphoricum Nr. 3 Ferrum phosphoricum Nr. 11 Silicea	12 20 12 12
Brust • Entzündung	**Nr. 3 Ferrum phosphoricum** Nr. 12 Calcium sulfuricum	20 7
• Schmerzen vor der Periode	Nr. 7 Magnesium phosphoricum	20
• Verhärtung der Brust bei stillenden Müttern	Nr. 3 Ferrum phosphoricum Nr. 4 Kalium chloratum Nr. 8 Natrium chloratum Nr. 10 Natrium sulfuricum Nr. 12 Calcium sulfuricum	12 12 12 12 7
Brustwarzen • Vorbereitung auf das Stillen	Nr. 1 Calcium fluoratum Nr. 3 Ferrum phosphoricum Nr. 5 Kalium phosphoricum Nr. 8 Natrium chloratum Nr. 9 Natrium phosphoricum Nr. 11 Silicea	7 7 7 7 12 7
Cellulite – Orangenhaut	Nr. 1 Calcium fluoratum Nr. 2 Calcium phosphoricum Nr. 8 Natrium chloratum **Nr. 9 Natrium phosphoricum** Nr. 10 Natrium sulfuricum Nr. 11 Silicea Nr. 12 Calcium sulfuricum Nr. 23 Natrium bicarbonicum	7 7 12 12–20 12 7 7 7
Cholesterin • hoch	Nr. 5 Kalium phosphoricum Nr. 7 Magnesium phosphoricum **Nr. 9 Natrium phosphoricum** Nr. 10 Natrium sulfuricum Nr. 27 Kalium bichromicum	12 12 12 12 7
• niedrig	**Nr. 7 Magnesium phosphoricum** Nr. 27 Kalium bichromicum	14 7

Differenzierung	**Mineralstoffe**	**Stück/Tag**
Damm • für die Elastizität zur Geburt	Nr. 1 Calcium fluoratum	12
Darm • -grippe	**Nr. 3 Ferrum phosphoricum** Nr. 4 Kalium chloratum Nr. 6 Kalium sulfuricum Nr. 8 Natrium chloratum **Nr. 10 Natrium sulfuricum**	20 12 7 12 20
Darmkolik	**Nr. 7 Magnesium phosphoricum** als „heiße Sieben" Nr. 10 Natrium sulfuricum Nr. 19 Cuprum arsenicosum Nr. 20 Kalium-Aluminium sulfuricum	20 12 12 12
Darmträgheit	Nr. 3 Ferrum phosphoricum Nr. 4 Kalium chloratum **Nr. 7 Magnesium phosphoricum** Nr. 8 Natrium chloratum Nr. 10 Natrium sulfuricum	7 7 14 12 12
Depressive Zustände • allgemein („Burn-out-Syndrom")	Nr. 3 Ferrum phosphoricum Nr. 5 Kalium phosphoricum Nr. 8 Natrium chloratum Nr. 21 Zincum chloratum	20 20 20 7
• Gemütsverstimmung	Nr. 15 Kalium jodatum	12
Diabetes • Unterstützung und Begleitung	Nr. 4 Kalium chloratum **Nr. 6 Kalium sulfuricum** **Nr. 10 Natrium sulfuricum** Nr. 21 Zincum chloratum Nr. 27 Kalium bichromicum	7 12–20 12–20 7 7
Drüsen • allgemein	Nr. 4 Kalium chloratum Nr. 7 Magnesium phosphoricum	7 7
• Eiterung	Nr. 9 Natrium phosphoricum Nr. 11 Silicea Nr. 12 Calcium sulfuricum	12 7 7
• Entzündung	**Nr. 3 Ferrum phosphoricum** Nr. 4 Kalium chloratum	12 7

Differenzierung	Mineralstoffe	Stück/Tag
• Schwellung	**Nr. 4 Kalium chloratum** Nr. 9 Natrium phosphoricum Nr. 11 Silicea Nr. 12 Calcium sulfuricum	20 12 7 7
• Verhärtungen	**Nr. 1 Calcium fluoratum** Nr. 9 Natrium phosphoricum Nr. 11 Silicea	12 12 7
Durchfall – Diarrhö • allgemein	**Nr. 3 Ferrum phosphoricum** Nr. 8 Natrium chloratum **Nr. 10 Natrium sulfuricum** Nr. 21 Zincum chloratum Nr. 22 Calcium carbonicum	20 12 12 12 12
• durch Übersäuerung	Nr. 9 Natrium phosphoricum	20
• goldgelb	Nr. 9 Natrium phosphoricum	20
• grünlich gelb	Nr. 10 Natrium sulfuricum	20
• schaumig	Nr. 8 Natrium chloratum	20
• stinkend faulig	Nr. 5 Kalium phosphoricum	20
• wässrig-gallig	Nr. 10 Natrium sulfuricum Nr. 13 Kalium arsenicosum	20 10
• wässrig-schleimig	Nr. 8 Natrium chloratum	20
• wässrig mit plötzlichem Bauchschneiden	Nr. 7 Magnesium phosphoricum Nr. 13 Kalium arsenicosum	14 12
Durst • zu viel oder zu wenig	Nr. 8 Natrium chloratum	12
Eierstock • Entzündung	**Nr. 3 Ferrum phosphoricum** Nr. 4 Kalium chloratum Nr. 12 Calcium sulfuricum	20 12 7
Eileiter • Fisteln	Nr. 12 Calcium sulfuricum	20

Differenzierung	Mineralstoffe	Stück/Tag
Einlauf • bei Verstopfung	Nr. 3 Ferrum phosphoricum Nr. 7 Magnesium phosphoricum Nr. 8 Natrium chloratum Nr. 10 Natrium sulfuricum	12 12 12 12
• zur Reinigung, vor allem bei Fastenkuren	Nr. 1 Calcium fluoratum Nr. 3 Ferrum phosphoricum Nr. 4 Kalium chloratum Nr. 5 Kalium phosphoricum **Nr. 6 Kalium sulfuricum** Nr. 7 Magnesium phosphoricum Nr. 8 Natrium chloratum **Nr. 10 Natrium sulfuricum**	12 12 12 12 12 12 12 20
Einschlafen • Einschlafstörung	Nr. 2 Calcium phosphoricum **Nr. 7 Magnesium phosphoricum** Nr. 14 Kalium bromatum	12 12 12
• von Gliedmaßen Durchblutungsstörungen	Nr. 1 Calcium fluoratum **Nr. 2 Calcium phosphoricum** Nr. 9 Natrium phosphoricum Nr. 11 Silicea	12 20 12 7
Eisenmangel	**Nr. 3 Ferrum phosphoricum** Nr. 5 Kalium phosphoricum **Nr. 17 Manganum sulfuricum** Nr. 19 Cuprum arsenicosum	20 12 7 7
Ekzeme	Nr. 3 Ferrum phosphoricum Nr. 5 Kalium phosphoricum Nr. 6 Kalium sulfuricum Nr. 8 Natrium chloratum Nr. 9 Natrium phosphoricum Nr. 10 Natrium sulfuricum	12 7 7 12 12 12
• bei nässenden Ekzemen zusätzlich	Nr. 21 Zincum chloratum Nr. 24 Arsenum jodatum	7 7
Empfindlichkeit • bei Feuchtigkeit	Nr. 6 Kalium sulfuricum	7
• bei Lärm, Geräuschen und Licht	Nr. 11 Silicea	7
• bei Zugluft	Nr. 8 Natrium chloratum	7

Differenzierung	**Mineralstoffe**	**Stück/Tag**
• Schmerzempfindlichkeit	Nr. 2 Calcium phosphoricum Nr. 5 Kalium phosphoricum Nr. 8 Natrium chloratum Nr. 9 Natrium phosphoricum **Nr. 11 Silicea**	7 7 7 12 7
Energiemangel	Nr. 3 Ferrum phosphoricum **Nr. 5 Kalium phosphoricum** Nr. 8 Natrium chloratum	12 20 12
Entgiftung • allgemein	Nr. 4 Kalium chloratum Nr. 8 Natrium chloratum	12 12
• Schwermetalle	Nr. 8 Natrium chloratum Nr. 18 Calcium sulfuratum Nr. 21 Zincum chloratum Nr. 20 Kalium-Aluminium sulfuricum	12 7 7 7
Entsäuerung	Nr. 8 Natrium chloratum Nr. 9 Natrium phosphoricum Nr. 10 Natrium sulfuricum Nr. 12 Calcium sulfuricum Nr. 21 Zincum chloratum Nr. 23 Natrium bicarbonicum	7 12 12 7 12 12
Entschlackungskur • vor allem für das Frühjahr	Nr. 3 Ferrum phosphoricum Nr. 4 Kalium chloratum Nr. 5 Kalium phosphoricum Nr. 6 Kalium sulfuricum Nr. 8 Natrium chloratum Nr. 9 Natrium phosphoricum Nr. 10 Natrium sulfuricum Nr. 11 Silicea Nr. 12 Calcium sulfuricum Nr. 26 Selenium	7 7 7 7 12 20 20 7 7 7
Entzündungen • akut	**Nr. 3 Ferrum phosphoricum** Nr. 9 Natrium phosphoricum	20 20
Erfrierungen	Nr. 3 Ferrum phosphoricum **Nr. 10 Natrium sulfuricum**	12 20

Differenzierung	Mineralstoffe	Stück/Tag
Erkältungen	**Nr. 3 Ferrum phosphoricum** Nr. 4 Kalium chloratum Nr. 5 Kalium phosphoricum Nr. 8 Natrium chloratum Nr. 9 Natrium phosphoricum Nr. 10 Natrium sulfuricum	12–20 12 12 12 12 12
• Fieber (bis 38,5 Grad)	Nr. 3 Ferrum phosphoricum	20
• Vorbeugung	Nr. 3 Ferrum phosphoricum Nr. 9 Natrium phosphoricum	12 12
Erröten	Nr. 7 Magnesium phosphoricum als „heiße Sieben"	14
Erschlaffung • der Haut – faltig, runzelig	**Nr. 1 Calcium fluoratum** Nr. 5 Kalium phosphoricum Nr. 8 Natrium chloratum Nr. 9 Natrium phosphoricum **Nr. 11 Silicea**	12 7 7 12 7
• von Bändern und elastischen Fasern	**Nr. 1 Calcium fluoratum** Nr. 9 Natrium phosphoricum **Nr. 11 Silicea**	12 12 7
Erschöpfung	Nr. 3 Ferrum phosphoricum Nr. 5 Kalium phosphoricum Nr. 8 Natrium chloratum Nr. 22 Calcium carbonicum	12 12 12 12
Erste Hilfe	Nr. 3 Ferrum phosphoricum	20–30
Faltenbildung	Nr. 1 Calcium fluoratum Nr. 9 Natrium phosphoricum **Nr. 11 Silicea**	12 12 12
Ferse • Risse	Nr. 1 Calcium fluoratum	12
Fersensporn	**Nr. 1 Calcium fluoratum** **Nr. 2 Calcium phosphoricum** Nr. 3 Ferrum phosphoricum Nr. 7 Magnesium phosphoricum	12 12 12 14
Fett • Fettleibigkeit	Nr. 9 Natrium phosphoricum	20–30

Differenzierung	**Mineralstoffe**	**Stück/Tag**
• Fettsucht – Adipositas	**Nr. 9 Natrium phosphoricum** Nr. 27 Kalium bichromicum	20 12
• Geschwulst – Lipom	Nr. 9 Natrium phosphoricum	20
Fieber • Fieberkrampf	Nr. 2 Calcium phosphoricum Nr. 3 Ferrum phosphoricum Nr. 5 Kalium phosphoricum Nr. 7 Magnesium phosphoricum Nr. 19 Cuprum arsenicosum	20 12 12 14 7
• niedriges Fieber	Nr. 3 Ferrum phosphoricum	20–30
• hohes Fieber, über 38,8 Grad	Nr. 5 Kalium phosphoricum	20–30
Fieberblasen – Herpes simplex	Nr. 3 Ferrum phosphoricum Nr. 8 Natrium chloratum **Nr. 10 Natrium sulfuricum**	12 12 20
Fingernägel • allzu biegsam, weich	Nr. 1 Calcium fluoratum	12
• brüchig – lösen sich in Schichten auf	Nr. 9 Natrium phosphoricum **Nr. 11 Silicea**	12 7
• hart, spröde, splittern wie Glas	Nr. 1 Calcium fluoratum	12
Fingernägelkauen	Nr. 2 Calcium phosphoricum **Nr. 7 Magnesium phosphoricum**	12 14
Fisteln	Nr. 3 Ferrum phosphoricum Nr. 4 Kalium chloratum Nr. 9 Natrium phosphoricum Nr. 10 Natrium sulfuricum Nr. 11 Silicea **Nr. 12 Calcium sulfuricum**	7 12 12–15 12 7–10 12
Fontanelle • langsam schließend bei Kleinkindern	Nr. 1 Calcium fluoratum **Nr. 2 Calcium phosphoricum** Nr. 22 Calcium carbonicum	12 12 12
Frühgeborene • allgemein zur Stärkung	Nr. 2 Calcium phosphoricum Nr. 3 Ferrum phosphoricum Nr. 5 Kalium phosphoricum Nr. 8 Natrium chloratum Nr. 19 Cuprum arsenicosum	12 12 12 12 12

Differenzierung	**Mineralstoffe**	**Stück/Tag**
Frühjahrsmüdigkeit	Nr. 3 Ferrum phosphoricum **Nr. 5 Kalium phosphoricum** Nr. 6 Kalium sulfuricum Nr. 9 Natrium phosphoricum **Nr. 10 Natrium sulfuricum** Nr. 11 Silicea Nr. 12 Calcium sulfuricum	12 20 7 12–15 12–15 5 7
Furunkel	Nr. 1 Calcium fluoratum **Nr. 9 Natrium phosphoricum** Nr. 11 Silicea Nr. 12 Calcium sulfuricum Nr. 21 Zincum chloratum	7 20 7 7 7
Füße • feuchtkalt/Schweiß	**Nr. 8 Natrium chloratum** Nr. 9 Natrium phosphoricum Nr. 11 Silicea	12 12 7
• geschwollen – nach Druck bleibt die Vertiefung	Nr. 8 Natrium chloratum	20
• geschwollen – nach Druck bleibt die Vertiefung nicht	Nr. 10 Natrium sulfuricum	20
Fußpilz	Nr. 3 Ferrum phosphoricum **Nr. 5 Kalium phosphoricum** **Nr. 6 Kalium sulfuricum** Nr. 8 Natrium chloratum Nr. 9 Natrium phosphoricum **Nr. 10 Natrium sulfuricum**	7 12 7 12 12 12
Galle	Nr. 6 Kalium sulfuricum Nr. 9 Natrium phosphoricum **Nr. 10 Natrium sulfuricum**	7 12 12–15
• Erbrechen	Nr. 3 Ferrum phosphoricum **Nr. 7 Magnesium phosphoricum** Nr. 10 Natrium sulfuricum	12 14 12
• Gallenblasenentzündung	Nr. 3 Ferrum phosphoricum Nr. 10 Natrium sulfuricum Nr. 12 Calcium sulfuricum	12 20 7
• Steine s. Steinbildung		

Differenzierung	Mineralstoffe	Stück/Tag
Gebärmutter • Ausscheidung: klar, eiweißartig, mild	**Nr. 2 Calcium phosphoricum** Nr. 8 Natrium chloratum	12 12
• Ausscheidung: bräunlich gelb – schleimig	**Nr. 6 Kalium sulfuricum** Nr. 10 Natrium sulfuricum	12
• Ausscheidung: stinkend, schmierig	**Nr. 5 Kalium phosphoricum** Nr. 8 Natrium chloratum	20 12
• Krämpfe in der Gebärmutter	Nr. 3 Ferrum phosphoricum **Nr. 7 Magnesium phosphoricum**	12 20
• Senkung	Nr. 1 Calcium fluoratum	20
Geburt • Wehentätigkeit	Nr. 2 Calcium phosphoricum Nr. 7 Magnesium phosphoricum	12 12
• Dammschnitt	Nr. 1 Calcium fluoratum Nr. 3 Ferrum phosphoricum Nr. 5 Kalium phosphoricum Nr. 8 Natrium chloratum Nr. 9 Natrium phosphoricum Nr. 11 Silicea	12 12 12 12 12 12
• Milchbildung	Nr. 4 Kalium chloratum Nr. 8 Natrium chloratum	12 12
• Rückbildung der Gebärmutter	Nr. 1 Calcium fluoratum Nr. 3 Ferrum phosphoricum Nr. 11 Silicea	12 12 7
• Vorbereitung s. Schwangerschaftsbegleitung		
• Wehenschwäche	Nr. 5 Kalium phosphoricum **Nr. 7 Magnesium phosphoricum**	20 20
Gedächtnis • Konzentration, Lern- und Denkfähigkeit	Nr. 3 Ferrum phosphoricum **Nr. 5 Kalium phosphoricum** Nr. 6 Kalium sulfuricum Nr. 8 Natrium chloratum Nr. 10 Natrium sulfuricum	12 20 7 12 12

Differenzierung	**Mineralstoffe**	**Stück/Tag**
Gelenke • Beschwerden	Nr. 1 Calcium fluoratum Nr. 2 Calcium phosphoricum Nr. 3 Ferrum phosphoricum Nr. 5 Kalium phosphoricum **Nr. 8 Natrium chloratum** **Nr. 9 Natrium phosphoricum** Nr. 11 Silicea	7 12 12 7 20 12–15 7
Gelenkentzündungen • akut	Nr. 1 Calcium fluoratum Nr. 2 Calcium phosphoricum **Nr. 3 Ferrum phosphoricum** **Nr. 8 Natrium chloratum** Nr. 9 Natrium phosphoricum Nr. 11 Silicea Nr. 22 Calcium carbonicum	7 12 20–30 20 12 7 7
Gelenkrheumatismus s. Rheuma		
Geräuschempfindlichkeit	Nr. 11 Silicea	7
Gereiztheit	Nr. 2 Calcium phosphoricum Nr. 7 Magnesium phosphoricum Nr. 9 Natrium phosphoricum **Nr. 11 Silicea**	12 12 12 12
Gerstenkorn	Nr. 3 Ferrum phosphoricum Nr. 4 Kalium chloratum **Nr. 9 Natrium phosphoricum** Nr. 11 Silicea	7–10 7 12 7
Geruchsverlust	**Nr. 8 Natrium chloratum** Nr. 21 Zincum chloratum	20 12
Geschmack • bitterer Geschmack im Mund	Nr. 10 Natrium sulfuricum	12
• Geschmackssinn eingeschränkt oder verloren	**Nr. 8 Natrium chloratum** Nr. 21 Zincum chloratum	12–15 7
• salziger Geschmack im Mund	Nr. 8 Natrium chloratum	12–15
• saurer Geschmack im Mund	Nr. 9 Natrium phosphoricum	12–15

Differenzierung	Mineralstoffe	Stück/Tag
Geschwüre s. Furunkel		
Gewicht • Gewichtszunahme durch Antriebslosigkeit	Nr. 15 Kalium jodatum	12
• Gewichtsabnahme durch innere Unruhe	Nr. 14 Kalium bromatum Nr. 15 Kalium jodatum	7 7
• Gewichtsabnahme trotz Heißhungers (ärztliche Abklärung!)	Nr. 2 Calcium phosphoricum Nr. 18 Calcium sulfuratum	12 7
• Eiweißdickleibigkeit	Nr. 2 Calcium phosphoricum Nr. 4 Kalium chloratum Nr. 12 Calcium sulfuricum	12 12 12
• Fettdickleibigkeit	Nr. 9 Natrium phosphoricum	20
• Schadstoffdickleibigkeit	Nr. 10 Natrium sulfuricum	20
Gicht	Nr. 3 Ferrum phosphoricum **Nr. 8 Natrium chloratum** **Nr. 9 Natrium phosphoricum** Nr. 10 Natrium sulfuricum Nr. 11 Silicea Nr. 12 Calcium sulfuricum Nr. 16 Lithium chloratum Nr. 21 Zincum chloratum Nr. 23 Natrium bicarbonicum	12 20 20 12 7 7 7 7 7
Glaukorn – grüner Star s. Starerkrankungen		
Gliederschmerzen	Nr. 3 Ferrum phosphoricum Nr. 10 Natrium sulfuricum	12 20
Grauer Star s. Starerkrankungen		
Grippe	**Nr. 3 Ferrum phosphoricum** Nr. 4 Kalium chloratum Nr. 5 Kalium phosphoricum Nr. 6 Kalium sulfuricum Nr. 8 Natrium chloratum **Nr. 10 Natrium sulfuricum** Nr. 12 Calcium sulfuricum	12 7 7 7 12 12 7

Differenzierung	Mineralstoffe	Stück/Tag
Grüner Star s. Starerkrankungen		
Haare	Nr. 1 Calcium fluoratum Nr. 2 Calcium phosphoricum Nr. 5 Kalium phosphoricum Nr. 8 Natrium chloratum **Nr. 9 Natrium phosphoricum** **Nr. 11 Silicea**	7 7 7 7 12 7
• bei Kahlköpfigkeit	Nr. 5 Kalium phosphoricum Nr. 9 Natrium phosphoricum Nr. 11 Silicea Nr. 21 Zincum chloratum	12 12 12 12
• frühzeitiges Ergrauen	Nr. 2 Calcium phosphoricum **Nr. 5 Kalium phosphoricum** **Nr. 6 Kalium sulfuricum** Nr. 8 Natrium chloratum **Nr. 9 Natrium phosphoricum** Nr. 10 Natrium sulfuricum Nr. 11 Silicea	7 12 12 12 12 12 7
• Schuppenbildung auf klebrigem Haarboden	Nr. 6 Kalium sulfuricum	7
• Schuppenbildung mit trockenem Haarboden	Nr. 1 Calcium fluoratum Nr. 8 Natrium chloratum	7 7
• brüchige, gespaltene Haarspitzen	**Nr. 9 Natrium phosphoricum** Nr. 11 Silicea	12–15 7
Halsentzündungen	Nr. 3 Ferrum phosphoricum Nr. 4 Kalium chloratum Nr. 9 Natrium phosphoricum Nr. 12 Calcium sulfuricum	7–10 7–10 7 7
Hämorrhoiden s. Krampfadern		
Harn • Harnstau	Nr. 5 Kalium phosphoricum **Nr. 8 Natrium chloratum**	7 12
• häufiger Drang zum Harnlassen	Nr. 8 Natrium chloratum	12

Differenzierung	Mineralstoffe	Stück/Tag
• Harnwegsentzündung	**Nr. 3 Ferrum phosphoricum** **Nr. 8 Natrium chloratum** Nr. 9 Natrium phosphoricum Nr. 12 Calcium sulfuricum Nr. 16 Lithium chloratum	15–20 12 7–10 7–10 7
• krampfhaftes Verhalten des Harns	Nr. 3 Ferrum phosphoricum Nr. 5 Kalium phosphoricum Nr. 7 Magnesium phosphoricum Nr. 9 Natrium phosphoricum Nr. 11 Silicea	7 12 12 7 5
• wenn beim Harnlassen die Harnröhre brennt	Nr. 8 Natrium chloratum	12
• wenn Tröpfchen abgehen	**Nr. 1 Calcium fluoratum** Nr. 3 Ferrum phosphoricum Nr. 8 Natrium chloratum	12 7 7
• wenn Eiweiß im Harn nachweisbar ist	Nr. 2 Calcium phosphoricum Nr. 8 Natrium chloratum	20 12
• scharf-sauer riechend	Nr. 9 Natrium phosphoricum	20
Harnsäure • Abbau der Harnsäure	Nr. 8 Natrium chloratum **Nr. 9 Natrium phosphoricum** Nr. 11 Silicea Nr. 23 Natrium bicarbonicum	12 12 5–7 7
• Lösung der Harnsäure	Nr. 16 Lithium chloratum	
Harnwegsentzündungen	**Nr. 3 Ferrum phosphoricum** Nr. 8 Natrium chloratum Nr. 9 Natrium phosphoricum Nr. 12 Calcium sulfuricum Nr. 16 Lithium chloratum	20 12 12 7 7
Haut • Nährung und Aufbau	Nr. 1 Calcium fluoratum Nr. 3 Ferrum phosphoricum Nr. 4 Kalium chloratum Nr. 6 Kalium sulfuricum Nr. 8 Natrium chloratum Nr. 9 Natrium phosphoricum Nr. 10 Natrium sulfuricum Nr. 11 Silicea Nr. 19 Cuprum arsenicosum Nr. 21 Zincum chloratum	7 7 7 5–7 7 7 7 5–7 5 7

Differenzierung	**Mineralstoffe**	**Stück/Tag**
• Abschuppung, klebrig, gelb	Nr. 6 Kalium sulfuricum	7
• juckend	Nr. 6 Kalium sulfuricum **Nr. 7 Magnesium phosphoricum** **Nr. 10 Natrium sulfuricum** Nr. 24 Arsenum jodatum	5–7 12 12 5–7
• zusätzlich: bei nässenden Ekzemen	Nr. 13 Kalium arsenicosum Nr. 24 Arsenum jodatum	7 7
• Rötung (warm bis heiß)	**Nr. 3 Ferrum phosphoricum**	12
• trocken – fettarm	Nr. 9 Natrium phosphoricum	12
• trocken – feuchtigkeitsarm	Nr. 8 Natrium chloratum	12
• Verhärtungen	Nr. 1 Calcium fluoratum	12
• Verrunzlung, welke Haut	Nr. 1 Calcium fluoratum	12
Hautausschläge • chronisch juckend	Nr. 6 Kalium sulfuricum Nr. 7 Magnesium phosphoricum Nr. 10 Natrium sulfuricum Nr. 24 Arsenum jodatum	12 12 20 7
Hautpilz s. Pilzerkrankung		
Heiserkeit	Nr. 2 Calcium phosphoricum **Nr. 3 Ferrum phosphoricum** Nr. 4 Kalium chloratum Nr. 5 Kalium phosphoricum Nr. 7 Magnesium phosphoricum Nr. 15 Kalium jodatum	7 7 7 7 7 5–7
Herpes simplex • beginnend	**Nr. 3 Ferrum phosphoricum** Nr. 8 Natrium chloratum **Nr. 10 Natrium sulfuricum** Nr. 16 Lithium chloratum Nr. 21 Zincum chloratum Nr. 26 Selenium	10 12 20 7 12 7

Differenzierung	**Mineralstoffe**	**Stück/Tag**
• wenn die Krankheit fortgeschritten und ausgebreitet ist; auch bei Bläschen im Genitalbereich	Nr. 3 Ferrum phosphoricum Nr. 5 Kalium phosphoricum Nr. 8 Natrium chloratum Nr. 9 Natrium phosphoricum **Nr. 10 Natrium sulfuricum** Nr. 11 Silicea Nr. 12 Calcium sulfuricum Nr. 21 Zincum chloratum Nr. 26 Selenium	12 7 12 12 20–30 7 12 12 7
Herz (Unterstützung und Begleitung) • Anregung der Herztätigkeit	Nr. 2 Calcium phosphoricum **Nr. 5 Kalium phosphoricum** Nr. 7 Magnesium phosphoricum Nr. 15 Kalium jodatum	12 12 12 7
• zusätzlich: beim Auftreten von Schwäche	Nr. 5 Kalium phosphoricum	12
• Erschlaffung – Ermüdung – Erweiterung	**Nr. 1 Calcium fluoratum** **Nr. 5 Kalium phosphoricum** **Nr. 7 Magnesium phosphoricum** Nr. 9 Natrium phosphoricum Nr. 11 Silicea	7 7 7 12 7
Herzklopfen • nervöses	Nr. 7 Magnesium phosphoricum als „heiße Sieben“	14
• verstärkt in der Nacht	Nr. 2 Calcium phosphoricum	12
• im Falle einer Rhythmusstörung	Nr. 2 Calcium phosphoricum **Nr. 7 Magnesium phosphoricum** Nr. 8 Natrium chloratum	12 14 12
• starkes	Nr. 7 Magnesium phosphoricum Nr. 16 Lithium chloratum	12 7
Herzstärkung	Nr. 2 Calcium phosphoricum **Nr. 5 Kalium phosphoricum** **Nr. 7 Magnesium phosphoricum** Nr. 8 Natrium chloratum Nr. 25 Aurum chloratum natronatum	7 7 14 7 7
Herzrhythmusstörungen	Nr. 7 Magnesium phosphoricum	14
Herzschlag • Herzrasen	Nr. 15 Kalium jodatum	12
• unregelmäßig	Nr. 7 Magnesium phosphoricum	14

Differenzierung	**Mineralstoffe**	**Stück/Tag**
• wenn der Herzschlag beschleunigt ist	Nr. 2 Calcium phosphoricum	12
• zu langsam, zu schwach	Nr. 5 Kalium phosphoricum	12
Heuschnupfen	Nr. 2 Calcium phosphoricum Nr. 3 Ferrum phosphoricum Nr. 4 Kalium chloratum Nr. 6 Kalium sulfuricum **Nr. 8 Natrium chloratum** Nr. 10 Natrium sulfuricum Nr. 24 Arsenum jodatum	7 7 7 5 12–20 12 5–7
Hexenschuss – Lumbago • allgemein	Nr. 1 Calcium fluoratum **Nr. 2 Calcium phosphoricum** Nr. 3 Ferrum phosphoricum **Nr. 7 Magnesium phosphoricum** Nr. 8 Natrium chloratum **Nr. 9 Natrium phosphoricum** **Nr. 11 Silicea**	7 12 12 14–20 12 12 7
Hitzestau	Nr. 3 Ferrum phosphoricum **Nr. 8 Natrium chloratum** Nr. 10 Natrium sulfuricum	7 12–20 7
Hitzewallungen • zum Kopf	Nr. 3 Ferrum phosphoricum Nr. 7 Magnesium phosphoricum	12 12
Hühneraugen	**Nr. 1 Calcium fluoratum** Nr. 8 Natrium chloratum Nr. 11 Silicea	7 7 7
Hüsteln • unentwegtes Hüsteln und Räuspern	Nr. 15 Kalium jodatum Nr. 16 Lithium chloratum	7 7
Husten • abends schlimmer, Schleimrasseln – ohne Auswurf	Nr. 4 Kalium chloratum Nr. 6 Kalium sulfuricum Nr. 8 Natrium chloratum Nr. 10 Natrium sulfuricum	7 7 12 12
• allgemein – weißer zäher Schleim	Nr. 4 Kalium chloratum	12–20
• Auswurf eitrig	Nr. 9 Natrium phosphoricum Nr. 11 Silicea Nr. 12 Calcium sulfuricum	12 7 7
• bellend	Nr. 2 Calcium phosphoricum	12–20

Differenzierung	**Mineralstoffe**	**Stück/Tag**
• krampfartig	Nr. 2 Calcium phosphoricum **Nr. 7 Magnesium phosphoricum**	12 14–20
• Reizhusten	Nr. 2 Calcium phosphoricum Nr. 8 Natrium chloratum	12 12
• Schleim bräunlich gelb, ocker	Nr. 6 Kalium sulfuricum	12
• Schleim gelblich grün	Nr. 10 Natrium sulfuricum	12
• Schleim honiggelb	Nr. 9 Natrium phosphoricum	12
• Schleim übel riechend, faulig	Nr. 5 Kalium phosphoricum	12
• Schleimstau nach der Nacht	Nr. 4 Kalium chloratum Nr. 6 Kalium sulfuricum Nr. 8 Natrium chloratum	12 12 12
• trocken – ohne Schleim	Nr. 3 Ferrum phosphoricum **Nr. 8 Natrium chloratum**	12 20
• wenn das Hüsteln von einem ständigen Räuspern schwer zu unterscheiden ist	Nr. 2 Calcium phosphoricum **Nr. 15 Kalium jodatum**	7 12
• wenn der Schleim glasklar und leicht schaumig ist	Nr. 8 Natrium chloratum	12
Hyperaktivität s. ADS (Aufmerksamkeits-Defizit-Syndrom)		
Immunsystem • Stärkung	Nr. 2 Calcium phosphoricum **Nr. 3 Ferrum phosphoricum** Nr. 5 Kalium phosphoricum Nr. 8 Natrium chloratum Nr. 21 Zincum chloratum	7 7-10 7 7 7
Impfung • zur Vorbereitung und nachher zur Vorbeugung von Folgen	Nr. 2 Calcium phosphoricum Nr. 3 Ferrum phosphoricum Nr. 4 Kalium chloratum Nr. 12 Calcium sulfuricum Nr. 21 Zincum chloratum	7 12 7 7 7
Infektion • Vorbeugung	**Nr. 3 Ferrum phosphoricum** Nr. 9 Natrium phosphoricum Nr. 10 Natrium sulfuricum	12 7 7

Differenzierung	Mineralstoffe	Stück/Tag
Insektenstiche	**Nr. 2 Calcium phosphoricum** Nr. 3 Ferrum phosphoricum **Nr. 8 Natrium chloratum** Nr. 10 Natrium sulfuricum	12 7 12 7
Ischias s. Hexenschuss		
Jetlag	Nr. 3 Ferrum phosphoricum Nr. 5 Kalium phosphoricum Nr. 8 Natrium chloratum Nr. 25 Aurum chloratum natronatum	12 12 12 7
Juckreiz	Nr. 6 Kalium sulfuricum **Nr. 7 Magnesium phosphoricum** Nr. 8 Natrium chloratum **Nr. 10 Natrium sulfuricum** Nr. 12 Calcium sulfuricum	7 14 7–10 12–20 12
Kälte • Kältegefühl der Haut	Nr. 2 Calcium phosphoricum	12
• Kältegefühl in den Extremitäten (Hände und Füße)	Nr. 8 Natrium chloratum	12
Karbunkel s. Furunkel		
Karies • zur Vorbeugung	**Nr. 1 Calcium fluoratum** **Nr. 2 Calcium phosphoricum** Nr. 7 Magnesium phosphoricum **Nr. 8 Natrium chloratum** Nr. 9 Natrium phosphoricum Nr. 11 Silicea	7 7 7 7 7 5
Karpaltunnel-Syndrom	**Nr. 1 Calcium fluoratum** Nr. 2 Calcium phosphoricum Nr. 3 Ferrum phosphoricum Nr. 5 Kalium phosphoricum Nr. 8 Natrium chloratum	12 12 12 7 7
Katarrh-Absonderungen der Schleimhäute	Nr. 3 Ferrum phosphoricum Nr. 4 Kalium chloratum Nr. 8 Natrium chloratum Nr. 10 Natrium sulfuricum	12 7 12 12

Differenzierung	Mineralstoffe	Stück/Tag
• zusätzlich: bräunlich gelber Schleim	Nr. 6 Kalium sulfuricum	7
• zusätzlich: dicker, gelblicher Eiter	Nr. 9 Natrium phosphoricum Nr. 11 Silicea Nr. 12 Calcium sulfuricum	12 7 7
Kehlkopf • Entzündung	**Nr. 3 Ferrum phosphoricum** Nr. 6 Kalium sulfuricum Nr. 8 Natrium chloratum Nr. 9 Natrium phosphoricum Nr. 10 Natrium sulfuricum Nr. 11 Silicea	12 5 7 7–12 7–12 5
Keuchhusten	Nr. 2 Calcium phosphoricum Nr. 3 Ferrum phosphoricum Nr. 5 Kalium phosphoricum **Nr. 7 Magnesium phosphoricum** Nr. 8 Natrium chloratum Nr. 10 Natrium sulfuricum	7 7 7 12 7 7
• zusätzlich: Schleim milchig-weiß und fadenziehend	Nr. 4 Kalium chloratum	7
Kiefer • Kiefergelenksarthrose	Nr. 1 Calcium fluoratum Nr. 2 Calcium phosphoricum Nr. 8 Natrium chloratum **Nr. 9 Natrium phosphoricum** Nr. 11 Silicea Nr. 21 Zincum chloratum	7 12 7 12 5 12
• Kiefersperre	Nr. 2 Calcium phosphoricum **Nr. 7 Magnesium phosphoricum**	12 14
• Knacken der Kiefergelenke	Nr. 2 Calcium phosphoricum Nr. 5 Kalium phosphoricum Nr. 7 Magnesium phosphoricum **Nr. 8 Natrium chloratum**	7 7 7 12
Kieferhöhle • Druck in der Kieferhöhle	Nr. 4 Kalium chloratum Nr. 6 Kalium sulfuricum **Nr. 8 Natrium chloratum** Nr. 10 Natrium sulfuricum	7 7 12 12
• zusätzlich: bei Schmerzen	Nr. 3 Ferrum phosphoricum	12
• zusätzlich: bei Vereiterung	Nr. 9 Natrium phosphoricum Nr. 11 Silicea Nr. 12 Calcium sulfuricum	12 7 7

Differenzierung	Mineralstoffe	Stück/Tag
Kinderkrankheiten • erstes Stadium der Krankheit	Nr. 3 Ferrum phosphoricum	12
• zweites Stadium der Krankheit – wenn sich die Krankheit im Körper festzusetzen droht	Nr. 4 Kalium chloratum	12
• drittes Stadium der Krankheit – wenn sich die Krankheit festgesetzt hat	Nr. 6 Kalium sulfuricum zur Ausscheidung: Nr. 10 Natrium sulfuricum	12 12
• Stärkung	**Nr. 2 Calcium phosphoricum** Nr. 3 Ferrum phosphoricum Nr. 5 Kalium phosphoricum Nr. 8 Natrium chloratum	12 7 7 7
KISS-Syndrom s. Schiefhals		
Klaustrophobie	Nr. 6 Kalium sulfuricum	12
Klimakterium s. Wechseljahre		
Kloßgefühl im Hals (Globisgefühl)	Nr. 7 Magnesium phosphoricum	14
Knie • Entzündung	Nr. 3 Ferrum phosphoricum	12
• geschwollen – nach Druck bleibt die Vertiefung	Nr. 4 Kalium chloratum Nr. 8 Natrium chloratum **Nr. 10 Natrium sulfuricum**	7 7 12
• Kniegelenkarthrose	Nr. 1 Calcium fluoratum Nr. 2 Calcium phosphoricum **Nr. 8 Natrium chloratum** **Nr. 9 Natrium phosphoricum** Nr. 11 Silicea	7 7 7 12 5
• rheumatische Schmerzen – nach Druck bleibt die Vertiefung nicht	Nr. 8 Natrium chloratum Nr. 9 Natrium phosphoricum Nr. 11 Silicea	7 12 5–7
• versteift	**Nr. 1 Calcium fluoratum** Nr. 8 Natrium chloratum Nr. 9 Natrium phosphoricum Nr. 11 Silicea	12 7 7 5

Differenzierung	Mineralstoffe	Stück/Tag
Knochen • Aufbau	Nr. 1 Calcium fluoratum **Nr. 2 Calcium phosphoricum** Nr. 5 Kalium phosphoricum Nr. 7 Magnesium phosphoricum Nr. 8 Natrium chloratum Nr. 9 Natrium phosphoricum Nr. 11 Silicea Nr. 17 Manganum sulfuricum	7 12 7 7 7 7 5 3–5
• bei Entkalkung	**Nr. 2 Calcium phosphoricum** Nr. 9 Natrium phosphoricum	12–20 12
• Härte der Knochen	Nr. 1 Calcium fluoratum Nr. 7 Magnesium phosphoricum	12 12
• Überbeine	**Nr. 1 Calcium fluoratum** Nr. 9 Natrium phosphoricum Nr. 11 Silicea	7 7 5–7
• zusätzlich sinnvoll	Nr. 22 Calcium carbonicum	7
Knochenbrüche	Nr. 1 Calcium fluoratum Nr. 2 Calcium phosphoricum Nr. 3 Ferrum phosphoricum Nr. 5 Kalium phosphoricum Nr. 8 Natrium chloratum Nr. 9 Natrium phosphoricum Nr. 11 Silicea Nr. 22 Calcium carbonicum	7 12–20 7 7 7 7 5 5–7
Knorpel • Aufbau	Nr. 5 Kalium phosphoricum **Nr. 8 Natrium chloratum** Nr. 17 Manganum sulfuricum	7 12 5
• Geschwulst, wenn der Knorpel aufgetrieben ist	**Nr. 8 Natrium chloratum** Nr. 9 Natrium phosphoricum Nr. 11 Silicea	12 12 7
Koliken	Nr. 7 Magnesium phosphoricum als „heiße Sieben“	14
Konzentration s. Gedächtnis		
Kopfhaut • Schuppen	Nr. 8 Natrium chloratum	12
• wenn die Haare „unter Strom stehen“	Nr. 9 Natrium phosphoricum Nr. 11 Silicea	12 5–7

Differenzierung	**Mineralstoffe**	**Stück/Tag**
Kopfschmerzen • allgemein	Nr. 2 Calcium phosphoricum Nr. 3 Ferrum phosphoricum Nr. 5 Kalium phosphoricum Nr. 6 Kalium sulfuricum Nr. 7 Magnesium phosphoricum Nr. 8 Natrium chloratum Nr. 10 Natrium sulfuricum	7 7 7 5 12 7 7–10
• als Folge geistiger Anstrengung	Nr. 5 Kalium phosphoricum Nr. 14 Kalium bromatum	7–10 5–7
• an der Schläfe	Nr. 11 Silicea	12
• zusätzlich, wenn chronisch	Nr. 19 Cuprum arsenicosum	7
• dumpf	Nr. 8 Natrium chloratum Nr. 10 Natrium sulfuricum	12 12
• hinter der Stirn	Nr. 10 Natrium sulfuricum Nr. 11 Silicea	12 7
• klopfend, pochend	Nr. 3 Ferrum phosphoricum	12
• Spannungskopfschmerz	Nr. 2 Calcium phosphoricum	12
• heiße Stirn	Nr. 3 Ferrum phosphoricum	12
Krampfadern	Nr. 1 Calcium fluoratum Nr. 4 Kalium chloratum Nr. 9 Natrium phosphoricum Nr. 11 Silicea	12 7 12–15 7–12
• zusätzlich: bei Schmerzen	Nr. 3 Ferrum phosphoricum	7
Krämpfe • kurz und schmerzhaft, kolikartig	Nr. 7 Magnesium phosphoricum	14
• Muskelkrämpfe	Nr. 2 Calcium phosphoricum Nr. 7 Magnesium phosphoricum Nr. 9 Natrium phosphoricum	12 12 12
Kreislaufschwäche	Nr. 2 Calcium phosphoricum Nr. 3 Ferrum phosphoricum Nr. 5 Kalium phosphoricum Nr. 7 Magnesium phosphoricum Nr. 8 Natrium chloratum	7–12 7 12–20 12 7

Differenzierung	**Mineralstoffe**	**Stück/Tag**
Kurzsichtigkeit	Nr. 1 Calcium fluoratum **Nr. 2 Calcium phosphoricum** Nr. 9 Natrium phosphoricum Nr. 11 Silicea	5 7 7 5
Lampenfieber	Nr. 7 Magnesium phosphoricum	14
Leber • Stärkung	Nr. 4 Kalium chloratum Nr. 6 Kalium sulfuricum Nr. 9 Natrium phosphoricum **Nr. 10 Natrium sulfuricum** Nr. 21 Zincum chloratum Nr. 26 Selenium	7 7 7 12 5–7 5
Lernmischung s. Gedächtnis		
• Prüfungsangst, -stress	Nr. 7 Magnesium phosphoricum als „heiße Sieben“	12
Lichtempfindlichkeit	Nr. 9 Natrium phosphoricum **Nr. 11 Silicea** Nr. 21 Zincum chloratum	7 7 5
Lid • Entzündung des Lidrandes	Nr. 3 Ferrum phosphoricum Nr. 4 Kalium chloratum **Nr. 8 Natrium chloratum** Nr. 9 Natrium phosphoricum Nr. 11 Silicea	7 7 12 7 3
• unwillkürliches Zucken der Lider	Nr. 7 Magnesium phosphoricum Nr. 9 Natrium phosphoricum **Nr. 11 Silicea**	7 7 12
• verklebt	Nr. 5 Kalium phosphoricum **Nr. 8 Natrium chloratum** Nr. 12 Calcium sulfuricum	5 7 3–5
Lippen • aufgesprungen	Nr. 1 Calcium fluoratum	7–10
• blau	Nr. 1 Calcium fluoratum	7–10
• blass	Nr. 2 Calcium phosphoricum	7–10
• milchig	Nr. 4 Kalium chloratum	7–10
• rissig, trocken	**Nr. 1 Calcium fluoratum** Nr. 3 Ferrum phosphoricum Nr. 8 Natrium chloratum	7–10 7 7

Differenzierung	Mineralstoffe	Stück/Tag
Lufthunger • ständiges Bedürfnis nach frischer Luft	**Nr. 6 Kalium sulfuricum** Nr. 10 Natrium sulfuricum	12 12
Lunge • Stärkung	Nr. 5 Kalium phosphoricum **Nr. 8 Natrium chloratum** Nr. 24 Arsenum jodatum	7 12 7
• Entzündung	**Nr. 3 Ferrum phosphoricum** Nr. 4 Kalium chloratum Nr. 5 Kalium phosphoricum Nr. 6 Kalium sulfuricum Nr. 8 Natrium chloratum Nr. 10 Natrium sulfuricum	12 7 7 7 12 12
Lymphknoten • Entzündung	Nr. 2 Calcium phosphoricum **Nr. 3 Ferrum phosphoricum** Nr. 7 Magnesium phosphoricum Nr. 9 Natrium phosphoricum Nr. 12 Calcium sulfuricum	7 12 12 12 5–7
• Schwellung	Nr. 4 Kalium chloratum **Nr. 7 Magnesium phosphoricum** **Nr. 9 Natrium phosphoricum** Nr. 10 Natrium sulfuricum	7 12 12 7
Magen • Druckgefühl	Nr. 6 Kalium sulfuricum Nr. 8 Natrium chloratum Nr. 10 Natrium sulfuricum	7 7 7
• Geschwür	Nr. 2 Calcium phosphoricum Nr. 8 Natrium chloratum **Nr. 9 Natrium phosphoricum** Nr. 11 Silicea Nr. 12 Calcium sulfuricum	7 7 12 5 5
• Krämpfe (wegen Übersäuerung)	Nr. 7 Magnesium phosphoricum **Nr. 9 Natrium phosphoricum**	7 12
• nervöse Beschwerden	**Nr. 7 Magnesium phosphoricum** Nr. 8 Natrium chloratum Nr. 9 Natrium phosphoricum	7 7 7
Magensäure • Regulierung	Nr. 8 Natrium chloratum Nr. 9 Natrium phosphoricum Nr. 23 Natrium bicarbonicum	12 12 7

Differenzierung	Mineralstoffe	Stück/Tag
Mandelentzündung	Nr. 2 Calcium phosphoricum **Nr. 3 Ferrum phosphoricum** Nr. 9 Natrium phosphoricum Nr. 12 Calcium sulfuricum	7 12 7 5–7
Meniskus • Verletzung	Nr. 1 Calcium fluoratum Nr. 2 Calcium phosphoricum Nr. 4 Kalium chloratum Nr. 8 Natrium chloratum Nr. 11 Silicea	7 7 7 12 7
Menstruation • Beschwerden bis zu Krämpfen	Nr. 2 Calcium phosphoricum **Nr. 7 Magnesium phosphoricum** Nr. 25 Aurum chloratum natronatum	12 14–20 7
• starke Blutung	**Nr. 1 Calcium fluoratum** **Nr. 2 Calcium phosphoricum** Nr. 3 Ferrum phosphoricum Nr. 5 Kalium phosphoricum Nr. 7 Magnesium phosphoricum Nr. 8 Natrium chloratum Nr. 10 Natrium sulfuricum	12 12–20 5–7 5–7 7 5–7 7
• unregelmäßige Blutung	Nr. 13 Kalium arsenicosum Nr. 21 Zincum chloratum Nr. 25 Aurum chloratum natronatum	7 7–10 10
Migräne s. Kopfschmerzen		
Milchschorf • allgemein	Nr. 3 Ferrum phosphoricum Nr. 4 Kalium chloratum Nr. 6 Kalium sulfuricum Nr. 8 Natrium chloratum Nr. 10 Natrium sulfuricum	7 7 7 7 12
Milchunverträglichkeit	**Nr. 2 Calcium phosphoricum** Nr. 4 Kalium chloratum Nr. 9 Natrium phosphoricum	12 7 7
Milz • Stärkung bei Seitenstechen	Nr. 5 Kalium phosphoricum Nr. 7 Magnesium phosphoricum Nr. 8 Natrium chloratum	10 14 10

Differenzierung	**Mineralstoffe**	**Stück/Tag**
Mitesser • allgemein	Nr. 9 Natrium phosphoricum	12
Müdigkeit • antriebslos	Nr. 14 Kalium bromatum	5–7
• Auffrischung	Nr. 3 Ferrum phosphoricum Nr. 5 Kalium phosphoricum Nr. 8 Natrium chloratum	7 7 7
• beim Autofahren	Nr. 9 Natrium phosphoricum	12
• Müdigkeit durch Übersäuerung	Nr. 9 Natrium phosphoricum	12
Mund • -fäule	Nr. 3 Ferrum phosphoricum **Nr. 5 Kalium phosphoricum** Nr. 8 Natrium chloratum	10 10 10
• -pflege	Nr. 3 Ferrum phosphoricum Nr. 4 Kalium chloratum Nr. 5 Kalium phosphoricum Nr. 8 Natrium chloratum Nr. 9 Natrium phosphoricum Nr. 10 Natrium sulfuricum	7 7 7 10 7 7
Mundgeruch	Nr. 5 Kalium phosphoricum	12–20
Mundschleimhaut • Entzündung	**Nr. 3 Ferrum phosphoricum** Nr. 4 Kalium chloratum Nr. 5 Kalium phosphoricum Nr. 6 Kalium sulfuricum **Nr. 8 Natrium chloratum** Nr. 10 Natrium sulfuricum Nr. 12 Calcium sulfuricum	12 5–7 5–7 5–7 7–10 10 5–7
Muskeln • vor Anstrengungen	Nr. 3 Ferrum phosphoricum	12
• Muskelkater	**Nr. 6 Kalium sulfuricum** Nr. 7 Magnesium phosphoricum Nr. 9 Natrium phosphoricum Nr. 10 Natrium sulfuricum Nr. 12 Calcium sulfuricum	12 7–10 12 12 5–7
• Muskelkrämpfe	Nr. 2 Calcium phosphoricum Nr. 7 Magnesium phosphoricum	12–20 12

Differenzierung	Mineralstoffe	Stück/Tag
Muskelschwäche	Nr. 2 Calcium phosphoricum Nr. 3 Ferrum phosphoricum **Nr. 5 Kalium phosphoricum** Nr. 6 Kalium sulfuricum Nr. 8 Natrium chloratum Nr. 10 Natrium sulfuricum	12 7 12 5–7 7 10
Muskelzucken	Nr. 9 Natrium phosphoricum **Nr. 11 Silicea**	7–10 12
Nachtblindheit	**Nr. 1 Calcium fluoratum** Nr. 5 Kalium phosphoricum **Nr. 8 Natrium chloratum** Nr. 10 Natrium sulfuricum **Nr. 21 Zincum chloratum**	7 5–7 7–10 7 7–10
Nachtschweiß	Nr. 5 Kalium phosphoricum **Nr. 8 Natrium chloratum** Nr. 9 Natrium phosphoricum Nr. 11 Silicea Nr. 24 Arsenum jodatum	7 12 7–10 5–7 7–10
Nackenschmerzen	**Nr. 2 Calcium phosphoricum** Nr. 7 Magnesium phosphoricum Nr. 9 Natrium phosphoricum Nr. 11 Silicea	12–20 7 12 7
Nägel • Pflege und Ernährung der Nägel	**Nr. 1 Calcium fluoratum** Nr. 5 Kalium phosphoricum Nr. 6 Kalium sulfuricum Nr. 9 Natrium phosphoricum Nr. 10 Natrium sulfuricum **Nr. 11 Silicea** **Nr. 21 Zincum chloratum**	7 3–5 3–5 5–7 5–7 5–7 5–7
• brüchig, lösen sich in Schichten auf	Nr. 9 Natrium phosphoricum **Nr. 11 Silicea** Nr. 21 Zincum chloratum	7 7 7
• Rillen	**Nr. 3 Ferrum phosphoricum** Nr. 9 Natrium phosphoricum **Nr. 11 Silicea** Nr. 21 Zincum chloratum	7 7 5–7 5–7
• splittern wie Glas	Nr. 1 Calcium fluoratum	12
• weiße Flecken	Nr. 2 Calcium phosphoricum Nr. 21 Zincum chloratum	12 12

Differenzierung	**Mineralstoffe**	**Stück/Tag**
Nägelkauen	Nr. 7 Magnesium phosphoricum	14
Narben • verhärtet	Nr. 1 Calcium fluoratum	12
Nasenbluten	**Nr. 2 Calcium phosphoricum** Nr. 3 Ferrum phosphoricum Nr. 4 Kalium chloratum Nr. 5 Kalium phosphoricum **Nr. 8 Natrium chloratum**	12 7 7 7 12
Nebenhöhlen • Entzündung	**Nr. 3 Ferrum phosphoricum** Nr. 4 Kalium chloratum Nr. 8 Natrium chloratum	12 7 7
• Katarrh	Nr. 3 Ferrum phosphoricum Nr. 4 Kalium chloratum Nr. 5 Kalium phosphoricum Nr. 6 Kalium sulfuricum Nr. 8 Natrium chloratum Nr. 10 Natrium sulfuricum Nr. 12 Calcium sulfuricum	12 7 7 7 12 12 7
Nerven • angegriffen	Nr. 5 Kalium phosphoricum	12
• Anspannung	Nr. 7 Magnesium phosphoricum als „heiße Sieben“	14
• extreme Nervosität	Nr. 3 Ferrum phosphoricum Nr. 5 Kalium phosphoricum Nr. 7 Magnesium phosphoricum Nr. 8 Natrium chloratum Nr. 9 Natrium phosphoricum Nr. 11 Silicea Nr. 14 Kalium bromatum Nr. 15 Kalium jodatum	7 7 12 7–10 12 5–7 5–7 5–7
• Stärkung	Nr. 2 Calcium phosphoricum Nr. 5 Kalium phosphoricum Nr. 7 Magnesium phosphoricum Nr. 8 Natrium chloratum Nr. 9 Natrium phosphoricum Nr. 11 Silicea Nr. 21 Zincum chloratum	7 7 7 7 12 5–7 7

Differenzierung	Mineralstoffe	Stück/Tag
Nesselausschlag, Nesselfieber, Urticaria	Nr. 2 Calcium phosphoricum Nr. 3 Ferrum phosphoricum Nr. 4 Kalium chloratum Nr. 5 Kalium phosphoricum Nr. 7 Magnesium phosphoricum Nr. 8 Natrium chloratum **Nr. 10 Natrium sulfuricum** Nr. 26 Selenium	7 12 7 7 12 12 12–20 5–7
Neurodermitis • allgemein	Nr. 2 Calcium phosphoricum Nr. 4 Kalium chloratum Nr. 6 Kalium sulfuricum Nr. 8 Natrium chloratum **Nr. 9 Natrium phosphoricum** **Nr. 10 Natrium sulfuricum** **Nr. 12 Calcium sulfuricum** Nr. 24 Arsenum jodatum	7 7 7 12 12–15 20 10 7
• zusätzlich: bei Juckreiz	Nr. 7 Magnesium phosphoricum (auch als „heiße Sieben")	12
Niere • Stärkung	**Nr. 2 Calcium phosphoricum** Nr. 3 Ferrum phosphoricum Nr. 5 Kalium phosphoricum **Nr. 8 Natrium chloratum** Nr. 16 Lithium chloratum	7 5–7 5–7 7 5
Ödem • nach Druck bleibt die Vertiefung	**Nr. 8 Natrium chloratum** Nr. 9 Natrium phosphoricum Nr. 12 Calcium sulfuricum	12–20 7 7
• nach Druck bleibt keine Vertiefung	Nr. 2 Calcium phosphoricum Nr. 5 Kalium phosphoricum Nr. 8 Natrium chloratum **Nr. 10 Natrium sulfuricum**	7 7 7 12–20
Ohrenschmerzen • auch mit Fieber	Nr. 3 Ferrum phosphoricum Nr. 5 Kalium phosphoricum Nr. 10 Natrium sulfuricum Nr. 12 Calcium sulfuricum	12–20 12 12 5–7
Ohrerkrankungen s. Absonderungen		
• bei Druckgefühl im Ohr	Nr. 10 Natrium sulfuricum	20
• Hörsturz, akut	Nr. 3 Ferrum phosphoricum	50–100

Differenzierung	**Mineralstoffe**	**Stück/Tag**
• mit käsig riechendem Ohrenschmalz	Nr. 6 Kalium sulfuricum **Nr. 9 Natrium phosphoricum**	7 20
• mit stechenden, klopfenden Schmerzen verbunden	Nr. 3 Ferrum phosphoricum	20
Ohrgeräusche • allgemein	**Nr. 1 Calcium fluoratum** **Nr. 3 Ferrum phosphoricum** Nr. 4 Kalium chloratum Nr. 9 Natrium phosphoricum Nr. 10 Natrium sulfuricum Nr. 11 Silicea	12 12 7 12 12 5–7
Organsenkung • allgemein	**Nr. 1 Calcium fluoratum** Nr. 9 Natrium phosphoricum Nr. 11 Silicea	12 12 7
Osteoporose	Nr. 1 Calcium fluoratum Nr. 2 Calcium phosphoricum Nr. 3 Ferrum phosphoricum Nr. 5 Kalium phosphoricum Nr. 7 Magnesium phosphoricum Nr. 8 Natrium chloratum Nr. 9 Natrium phosphoricum Nr. 11 Silicea Nr. 15 Kalium jodatum Nr. 17 Manganum sulfuricum Nr. 19 Cuprum arsenicosum Nr. 21 Zincum chloratum Nr. 22 Calcium carbonicum	7 20 7 7 12 12 12–15 5–7 5–7 3–5 3–5 7 7
Pankreas – Bauchspeicheldrüse • Belastungen bzw. Erkrankungen der Bauchspeicheldrüse	Nr. 4 Kalium chloratum **Nr. 6 Kalium sulfuricum** Nr. 7 Magnesium phosphoricum Nr. 10 Natrium sulfuricum Nr. 23 Natrium bicarbonicum	7 12 12 12 7
Parodontose s. Zahnfleischschwund		
Penis • Schrunden, Einrisse	Nr. 1 Calcium fluoratum	12
• Vorhautverengung, -verhärtung	**Nr. 1 Calcium fluoratum** Nr. 5 Kalium phosphoricum Nr. 8 Natrium chloratum Nr. 9 Natrium phosphoricum Nr. 11 Silicea	12 7 7 7 5

Differenzierung	Mineralstoffe	Stück/Tag
Pickel • allgemein	Nr. 3 Ferrum phosphoricum Nr. 4 Kalium chloratum **Nr. 9 Natrium phosphoricum**	7 7 12
Pigmentflecken	Nr. 6 Kalium sulfuricum Nr. 10 Natrium sulfuricum Nr. 19 Cuprum arsenicosum	7 12 7
Pilzerkrankung • allgemein	Nr. 3 Ferrum phosphoricum Nr. 5 Kalium phosphoricum **Nr. 6 Kalium sulfuricum** Nr. 8 Natrium chloratum Nr. 9 Natrium phosphoricum Nr. 10 Natrium sulfuricum Nr. 23 Natrium bicarbonicum	7 7 7 7 12 12 7
Platzangst – Agoraphobie	**Nr. 5 Kalium phosphoricum** Nr. 8 Natrium chloratum	12 7
PMS – Prämenstruelles Syndrom	Nr. 2 Calcium phosphoricum Nr. 3 Ferrum phosphoricum Nr. 4 Kalium chloratum Nr. 5 Kalium phosphoricum Nr. 7 Magnesium phosphoricum Nr. 9 Natrium phosphoricum Nr. 11 Silicea	7 7 7 7 12 12 5
	Nr. 13 Kalium arsenicosum Nr. 21 Zincum chloratum Nr. 25 Aurum chloratum natronatum	3 7 5
Polyarthritis s. Gelenke		
Polypen, Nasenpolypen	**Nr. 2 Calcium phosphoricum** Nr. 4 Kalium chloratum Nr. 9 Natrium phosphoricum	12 7 7
Prellung s. Zerrung		
Prüfungen s. Lernmischung		

Differenzierung	Mineralstoffe	Stück/Tag
Quetschungen	Nr. 1 Calcium fluoratum Nr. 2 Calcium phosphoricum Nr. 3 Ferrum phosphoricum Nr. 5 Kalium phosphoricum Nr. 8 Natrium chloratum Nr. 9 Natrium phosphoricum Nr. 11 Silicea	7 12 12–20 7 7 12 7
Reflux (Unterstützung und Begleitung)	**Nr. 1 Calcium fluoratum** Nr. 7 Magnesium phosphoricum **Nr. 8 Natrium chloratum** Nr. 9 Natrium phosphoricum	12 12 12 12
Regeneration • nach einem Schock	Nr. 2 Calcium phosphoricum Nr. 3 Ferrum phosphoricum **Nr. 5 Kalium phosphoricum** Nr. 8 Natrium chloratum **Nr. 12 Calcium sulfuricum** Nr. 22 Calcium carbonicum	12 7 12 7 15 7
• nach einer Krankheit	**Nr. 2 Calcium phosphoricum** Nr. 3 Ferrum phosphoricum Nr. 4 Kalium chloratum **Nr. 5 Kalium phosphoricum** Nr. 6 Kalium sulfuricum **Nr. 8 Natrium chloratum** Nr. 10 Natrium sulfuricum	15–20 7 7 7 5 12 12
Reise • Angst	Nr. 7 Magnesium phosphoricum als „heiße Sieben“	12
• Übelkeit	**Nr. 5 Kalium phosphoricum** Nr. 8 Natrium chloratum **Nr. 9 Natrium phosphoricum** Nr. 22 Calcium carbonicum	12 7 12 5–7
Restless Legs	Nr. 2 Calcium phosphoricum **Nr. 7 Magnesium phosphoricum** Nr. 9 Natrium phosphoricum **Nr. 11 Silicea** **Nr. 21 Zincum chloratum**	7 14 7–10 7 7
Rhagaden	Nr. 1 Calcium fluoratum	7–12

Differenzierung	Mineralstoffe	Stück/Tag
Rheuma, Rheumatismus	Nr. 3 Ferrum phosphoricum Nr. 8 Natrium chloratum **Nr. 9 Natrium phosphoricum** Nr. 11 Silicea Nr. 12 Calcium sulfuricum Nr. 16 Lithium chloratum Nr. 17 Manganum sulfuricum Nr. 19 Cuprum arsenicosum Nr. 21 Zincum chloratum	12 12 20–30 12 12 7 7 5 7
Rippenfellentzündung • im akuten Fall zur Unterstützung der medizinischen Behandlung	**Nr. 3 Ferrum phosphoricum** Nr. 4 Kalium chloratum Nr. 8 Natrium chloratum Nr. 11 Silicea	12–20 7 7 7
Rippenprellung • durch Verletzung	Nr. 3 Ferrum phosphoricum Nr. 5 Kalium phosphoricum Nr. 8 Natrium chloratum	12 12 12
Rückenschmerzen	Nr. 1 Calcium fluoratum **Nr. 2 Calcium phosphoricum** **Nr. 3 Ferrum phosphoricum** Nr. 8 Natrium chloratum **Nr. 9 Natrium phosphoricum** Nr. 11 Silicea Nr. 22 Calcium carbonicum	7 12 12 7 12 5 7
Salz • -geschmack	Nr. 7 Magnesium phosphoricum **Nr. 8 Natrium chloratum**	7 12
• -hunger	Nr. 8 Natrium chloratum	12
Sauer s. Sodbrennen	Nr. 9 Natrium phosphoricum	12
Säuren • Aufbau und Abbau von Säuren	Nr. 8 Natrium chloratum Nr. 9 Natrium phosphoricum	12 12
• bei einem Überschuss an Säure	Nr. 9 Natrium phosphoricum Nr. 21 Zincum chloratum Nr. 23 Natrium bicarbonicum	12 7 7
Scheide • brennend, wund, Juckreiz, bräunlich gelbe Absonderungen	Nr. 6 Kalium sulfuricum **Nr. 8 Natrium chloratum** Nr. 10 Natrium sulfuricum Nr. 21 Zincum chloratum	5 12 12 7

Differenzierung	**Mineralstoffe**	**Stück/Tag**
• erhöhte Reizbarkeit	Nr. 3 Ferrum phosphoricum Nr. 7 Magnesium phosphoricum Nr. 9 Natrium phosphoricum Nr. 11 Silicea Nr. 21 Zincum chloratum	7 7 12 5–7 7
• rahmartige, honiggelbe Absonderungen	Nr. 9 Natrium phosphoricum	12
• Scheidenpilz s. Pilzerkrankung		
• übel riechende, schmierige Absonderungen	**Nr. 5 Kalium phosphoricum** Nr. 8 Natrium chloratum	12 7
• weiße, dicke Absonderungen	Nr. 4 Kalium chloratum	12
• weiße, flockige Absonderungen	Nr. 2 Calcium phosphoricum	12
• Weißfluss junger Mädchen	Nr. 4 Kalium chloratum	12
• wenn die Schleimhäute sehr trocken sind	Nr. 5 Kalium phosphoricum **Nr. 8 Natrium chloratum** Nr. 9 Natrium phosphoricum Nr. 21 Zincum chloratum	7 12 7 5
Schiefhals	Nr. 2 Calcium phosphoricum Nr. 3 Ferrum phosphoricum **Nr. 7 Magnesium phosphoricum** Nr. 8 Natrium chloratum Nr. 9 Natrium phosphoricum Nr. 11 Silicea Nr. 12 Calcium sulfuricum	12 7 12 7 7 5 5
Schielen	**Nr. 1 Calcium fluoratum** **Nr. 2 Calcium phosphoricum** Nr. 5 Kalium phosphoricum Nr. 7 Magnesium phosphoricum Nr. 8 Natrium chloratum Nr. 9 Natrium phosphoricum	7 12 5–7 5–7 7 7
Schilddrüse	Nr. 4 Kalium chloratum Nr. 7 Magnesium phosphoricum Nr. 14 Kalium bromatum **Nr. 15 Kalium jodatum**	7 7 7 7
Schlaflosigkeit	Nr. 2 Calcium phosphoricum Nr. 7 Magnesium phosphoricum Nr. 14 Kalium bromatum Nr. 15 Kalium jodatum	12 12 7 7

Differenzierung	Mineralstoffe	Stück/Tag
Schlacken • Förderung der Ausscheidung	Nr. 8 Natrium chloratum Nr. 10 Natrium sulfuricum Nr. 26 Selenium	7 12 7
Schleim • grünlich	Nr. 10 Natrium sulfuricum	12
• locker, bräunlich gelb	Nr. 6 Kalium sulfuricum	12
• wässrig, glasklar	Nr. 8 Natrium chloratum	12
• weißlich	Nr. 4 Kalium chloratum	12
Schleimabsonderung • vermehrt	Nr. 8 Natrium chloratum	12
• vermindert	Nr. 6 Kalium sulfuricum Nr. 8 Natrium chloratum	7 7
Schleimbeutelentzündung s. Kniegelenkarthrose		
Schleimhaut • Bildung	Nr. 5 Kalium phosphoricum **Nr. 8 Natrium chloratum** Nr. 21 Zincum chloratum	7 7 7
• Entzündung	**Nr. 3 Ferrum phosphoricum** Nr. 4 Kalium chloratum Nr. 6 Kalium sulfuricum **Nr. 8 Natrium chloratum** Nr. 12 Calcium sulfuricum	12 5–7 5–7 23 7
• Reizung von Schleimhäuten	**Nr. 3 Ferrum phosphoricum** **Nr. 8 Natrium chloratum** Nr. 14 Kalium bromatum Nr. 21 Zincum chloratum	7 7 5 5–7
Schleudertrauma	Nr. 1 Calcium fluoratum Nr. 2 Calcium phosphoricum **Nr. 3 Ferrum phosphoricum** Nr. 5 Kalium phosphoricum Nr. 7 Magnesium phosphoricum Nr. 8 Natrium chloratum Nr. 12 Calcium sulfuricum	7 7 12 7 7 7 7
Schlupflid	Nr. 9 Natrium phosphoricum Nr. 11 Silicea Nr. 22 Calcium carbonicum	10 7 12

Differenzierung	**Mineralstoffe**	**Stück/Tag**
Schmerzen • Erste Hilfe	Nr. 3 Ferrum phosphoricum	12–20
Schnittwunden • Erste Hilfe	Nr. 3 Ferrum phosphoricum	12–20
Schnupfen • bräunlich gelb – schleimig	Nr. 6 Kalium sulfuricum	7
• dicke gelbeitrige Absonderungen	Nr. 9 Natrium phosphoricum Nr. 11 Silicea Nr. 12 Calcium sulfuricum	12 7 7
• wässrig durchsichtig, glasig, Tröpfchen an der Nase	Nr. 8 Natrium chloratum	12
• Fließschnupfen	Nr. 8 Natrium chloratum	12
• grünlich gelb – schleimig	Nr. 10 Natrium sulfuricum	12
• Stockschnupfen	Nr. 4 Kalium chloratum	12
• übel riechende, wund machende Absonderungen	Nr. 5 Kalium phosphoricum	12
• verbunden mit dem Verlangen nach frischer Luft	Nr. 6 Kalium sulfuricum	7
• verbunden mit heißer Stirn	Nr. 3 Ferrum phosphoricum	7–12
• Verlust des Geruchs oder Geschmacks	Nr. 8 Natrium chloratum	12–20
Schock	Nr. 2 Calcium phosphoricum Nr. 3 Ferrum phosphoricum **Nr. 5 Kalium phosphoricum** Nr. 7 Magnesium phosphoricum **Nr. 12 Calcium sulfuricum**	7 7 12 7 12–20
Schrunden	Nr. 1 Calcium fluoratum	12
Schuppen s. Abschuppung		
Schuppenflechte – Psoriasis	Nr. 1 Calcium fluoratum Nr. 6 Kalium sulfuricum Nr. 7 Magnesium phosphoricum Nr. 8 Natrium chloratum Nr. 9 Natrium phosphoricum Nr. 10 Natrium sulfuricum Nr. 12 Calcium sulfuricum	12 12 12 12 12 7–10

Differenzierung	Mineralstoffe	Stück/Tag
Schwangerschaftsbegleitung • erstes Drittel	Nr. 1 Calcium fluoratum **Nr. 2 Calcium phosphoricum** **Nr. 3 Ferrum phosphoricum** Nr. 5 Kalium phosphoricum **Nr. 8 Natrium chloratum** Nr. 9 Natrium phosphoricum Nr. 10 Natrium sulfuricum Nr. 11 Silicea	7 12 12 7 7 7 7 5
• zweites Drittel	Nr. 1 Calcium fluoratum **Nr. 2 Calcium phosphoricum** Nr. 3 Ferrum phosphoricum Nr. 4 Kalium chloratum **Nr. 5 Kalium phosphoricum** Nr. 6 Kalium sulfuricum Nr. 7 Magnesium phosphoricum **Nr. 8 Natrium chloratum** Nr. 9 Natrium phosphoricum Nr. 10 Natrium sulfuricum Nr. 11 Silicea Nr. 12 Calcium sulfuricum Nr. 15 Kalium jodatum Nr. 22 Calcium carbonicum	7 12–20 7 7 7–12 3–5 7 12 12 12 5–7 5–7 5 5
• Geburtsvorbereitung	Nr. 1 Calcium fluoratum **Nr. 2 Calcium phosphoricum** Nr. 3 Ferrum phosphoricum Nr. 4 Kalium chloratum **Nr. 5 Kalium phosphoricum** **Nr. 7 Magnesium phosphoricum** **Nr. 8 Natrium chloratum** Nr. 10 Natrium sulfuricum Nr. 11 Silicea Nr. 12 Calcium sulfuricum Nr. 19 Cuprum arsenicosum Nr. 22 Calcium carbonicum	7 7 7 7 7 12–20 12 12–20 5 5 5–7 5
Schweiß • ätzend	**Nr. 1 Calcium fluoratum** Nr. 8 Natrium chloratum	12 7
• fettiger	Nr. 9 Natrium phosphoricum	12
• hauptsächlich im Kopfhaarbereich	Nr. 2 Calcium phosphoricum	12
• rein wässrig	Nr. 8 Natrium chloratum	12

Differenzierung	**Mineralstoffe**	**Stück/Tag**
• sauer riechend	**Nr. 9 Natrium phosphoricum** Nr. 22 Calcium carbonicum Nr. 23 Natrium bicarbonicum	12 7 7
• Schweißausbrüche	Nr. 2 Calcium phosphoricum Nr. 13 Kalium arsenicosum Nr. 15 Kalium jodatum	12 7 7
• übel riechend	Nr. 5 Kalium phosphoricum	12
• unangenehmer Schweiß an Händen und Füßen – Schweißfuß	Nr. 9 Natrium phosphoricum Nr. 11 Silicea	12 7
• keine oder kaum Schweißbildung	Nr. 8 Natrium chloratum	12
Schweißdrüsen • eitrig, Schweißdrüsenabszess	Nr. 3 Ferrum phosphoricum **Nr. 4 Kalium chloratum** **Nr. 9 Natrium phosphoricum** Nr. 11 Silicea Nr. 12 Calcium sulfuricum	7 7 12 7 7
• entzündet	**Nr. 3 Ferrum phosphoricum** Nr. 4 Kalium chloratum **Nr. 9 Natrium phosphoricum**	12 7 12
Sehnen • Überlastung, Verkürzung, Verhärtung	**Nr. 1 Calcium fluoratum** Nr. 5 Kalium phosphoricum Nr. 8 Natrium chloratum Nr. 9 Natrium phosphoricum **Nr. 11 Silicea**	12 7 7 10 7
Sehnenscheidenentzündung	**Nr. 3 Ferrum phosphoricum** Nr. 8 Natrium chloratum Nr. 9 Natrium phosphoricum Nr. 11 Silicea	12–20 7–10 10 5–7
Senkfuß	**Nr. 1 Calcium fluoratum** Nr. 2 Calcium phosphoricum Nr. 5 Kalium phosphoricum Nr. 8 Natrium chloratum Nr. 9 Natrium phosphoricum **Nr. 11 Silicea**	12 7 7 7–12 12 7
Sodbrennen	Nr. 9 Natrium phosphoricum	12–20
Sonnenallergie • juckende Bläschen	**Nr. 3 Ferrum phosphoricum** Nr. 6 Kalium sulfuricum Nr. 8 Natrium chloratum **Nr. 10 Natrium sulfuricum**	12 5 12 20–30

Differenzierung	Mineralstoffe	Stück/Tag
Sonnenbrand • Erste Hilfe	Nr. 3 Ferrum phosphoricum Nr. 8 Natrium chloratum	12–20 12–20
Sonnenstich	Nr. 3 Ferrum phosphoricum Nr. 5 Kalium phosphoricum Nr. 8 Natrium chloratum	12 12 12
Speichel • fadenziehend	Nr. 4 Kalium chloratum	12
• zu viel oder zu wenig	Nr. 8 Natrium chloratum	12
Starerkrankungen (Unterstützung und Begleitung) • grauer Star	Nr. 4 Kalium chloratum **Nr. 8 Natrium chloratum** Nr. 9 Natrium phosphoricum Nr. 10 Natrium sulfuricum Nr. 11 Silicea Nr. 19 Cuprum arsenicosum Nr. 21 Zincum chloratum Nr. 26 Selenium	7 12–20 12 7 5–7 5 10 5
• grüner Star	Nr. 4 Kalium chloratum Nr. 5 Kalium phosphoricum Nr. 7 Magnesium phosphoricum Nr. 8 Natrium chloratum Nr. 9 Natrium phosphoricum **Nr. 10 Natrium sulfuricum** Nr. 11 Silicea Nr. 26 Selenium	7 7 7 12 12 12–20 5–7 5
Steinbildung	Nr. 2 Calcium phosphoricum Nr. 7 Magnesium phosphoricum Nr. 9 Natrium phosphoricum Nr. 11 Silicea Nr. 23 Natrium bicarbonicum	12 12 12 7 7
Stillen • Regulierung der Milchmenge	Nr. 4 Kalium chloratum Nr. 8 Natrium chloratum	12 12
Stimmband • Stärkung	**Nr. 5 Kalium phosphoricum** Nr. 7 Magnesium phosphoricum Nr. 9 Natrium phosphoricum Nr. 11 Silicea	12–20 12 12 7
• Reizung durch Trockenheit	Nr. 8 Natrium chloratum	12
• Verkrampfung	Nr. 2 Calcium phosphoricum **Nr. 7 Magnesium phosphoricum**	7 12

Differenzierung	Mineralstoffe	Stück/Tag
Stirnhöhle s. Absonderungen		
Stoffwechsel • Aktivierung des Stoffwechsels	Nr. 3 Ferrum phosphoricum Nr. 5 Kalium phosphoricum Nr. 8 Natrium chloratum Nr. 10 Natrium sulfuricum Nr. 21 Zincum chloratum Nr. 23 Natrium bicarbonicum Nr. 26 Selenium	7 7 7 12 5 5 5
Taubheitsgefühl, -kribbeln • in den Extremitäten: Arme und Beine	Nr. 2 Calcium phosphoricum Nr. 7 Magnesium phosphoricum	12–20 12
Tennisarm	Nr. 1 Calcium fluoratum **Nr. 2 Calcium phosphoricum** Nr. 8 Natrium chloratum Nr. 9 Natrium phosphoricum Nr. 11 Silicea	7 12 7 10 5–7
Testosteronproduktion	Nr. 21 Zincum chloratum	7–12
Thrombose • bei Neigung zu einer Thrombose	Nr. 3 Ferrum phosphoricum Nr. 4 Kalium chloratum	12 12
Thymushormon • Förderung der Produktion	Nr. 21 Zincum chloratum	12
Tick • durch Nervosität	Nr. 2 Calcium phosphoricum Nr. 5 Kalium phosphoricum Nr. 7 Magnesium phosphoricum Nr. 9 Natrium phosphoricum **Nr. 11 Silicea** Nr. 15 Kalium jodatum Nr. 16 Lithium chloratum	7 7 7 12 12 7 7
Tränenflüssigkeit • zu wenig, trocken	Nr. 8 Natrium chloratum	12–20
Tränenkanal • verengt	**Nr. 1 Calcium fluoratum** Nr. 2 Calcium phosphoricum Nr. 5 Kalium phosphoricum Nr. 8 Natrium chloratum	12 7 7 7
Tränensack • Schwellung	Nr. 10 Natrium sulfuricum	12–20

Differenzierung	Mineralstoffe	Stück/Tag
Vorhaut • Verengung	**Nr. 1 Calcium fluoratum** Nr. 5 Kalium phosphoricum Nr. 8 Natrium chloratum Nr. 9 Natrium phosphoricum Nr. 11 Silicea	12 5 5–7 7 5
Wachstum • Förderung des Wachstums	Nr. 2 Calcium phosphoricum Nr. 21 Zincum chloratum	7 7
• Probleme im Wachstum	Nr. 1 Calcium fluoratum **Nr. 2 Calcium phosphoricum** Nr. 3 Ferrum phosphoricum Nr. 5 Kalium phosphoricum Nr. 8 Natrium chloratum Nr. 9 Natrium phosphoricum Nr. 11 Silicea Nr. 22 Calcium carbonicum	7 12 7 7 12 7 5 5
• Schmerzen	**Nr. 2 Calcium phosphoricum** Nr. 3 Ferrum phosphoricum Nr. 5 Kalium phosphoricum Nr. 8 Natrium chloratum Nr. 22 Calcium carbonicum	12–20 7 7 7 7
Wadenkrampf s. Krämpfe		
Warzen	Nr. 4 Kalium chloratum Nr. 10 Natrium sulfuricum	12 12–20
• zusätzlich: bei Verhärtungen	Nr. 1 Calcium fluoratum	7
Wasser • Ansammlung	Nr. 10 Natrium sulfuricum	12–20
Wechseljahre • Stärkung und bei Störungen	Nr. 2 Calcium phosphoricum Nr. 3 Ferrum phosphoricum Nr. 4 Kalium chloratum Nr. 5 Kalium phosphoricum Nr. 7 Magnesium phosphoricum Nr. 8 Natrium chloratum Nr. 9 Natrium phosphoricum Nr. 10 Natrium sulfuricum Nr. 21 Zincum chloratum Nr. 25 Aurum chloratum natronatum	7 7 7 7 12 12 7 12 7 7
Weinerlichkeit	Nr. 5 Kalium phosphoricum	12–20

Differenzierung	Mineralstoffe	Stück/Tag
Weißfleckenkrankheit s. Vitiligo		
Wespenstich • auch bei Bienenstich	Nr. 2 Calcium phosphoricum Nr. 4 Kalium chloratum **Nr. 8 Natrium chloratum**	12 7 20
Windeldermatitis	Nr. 3 Ferrum phosphoricum **Nr. 9 Natrium phosphoricum**	7 12
Windpocken	**Nr. 3 Ferrum phosphoricum** Nr. 4 Kalium chloratum Nr. 5 Kalium phosphoricum Nr. 6 Kalium sulfuricum **Nr. 10 Natrium sulfuricum**	12–20 12 12 7 20
Wucherungen – Polypen	**Nr. 2 Calcium phosphoricum** Nr. 9 Natrium phosphoricum Nr. 11 Silicea	12–20 12 7
Wundsein	**Nr. 3 Ferrum phosphoricum** Nr. 8 Natrium chloratum **Nr. 9 Natrium phosphoricum** Nr. 11 Silicea	12 7 12 5
Zähne • Fistel	Nr. 1 Calcium fluoratum **Nr. 9 Natrium phosphoricum** Nr. 11 Silicea Nr. 12 Calcium sulfuricum	7 12–20 12 12
• Karies	Nr. 1 Calcium fluoratum Nr. 2 Calcium phosphoricum Nr. 7 Magnesium phosphoricum Nr. 8 Natrium chloratum Nr. 9 Natrium phosphoricum Nr. 11 Silicea	7 7 7 7 7 5
• hohle Zähne, Zahnbeinaufbau	Nr. 2 Calcium phosphoricum	12–20
• lockere Zähne	Nr. 1 Calcium fluoratum	12–20
• Zahnstein	Nr. 2 Calcium phosphoricum Nr. 7 Magnesium phosphoricum **Nr. 9 Natrium phosphoricum** Nr. 11 Silicea	12 7 12–20 5
• Zahnschmelzstärkung	Nr. 1 Calcium fluoratum	12

Differenzierung	Mineralstoffe	Stück/Tag
Zähneknirschen • im Schlaf	**Nr. 2 Calcium phosphoricum** Nr. 5 Kalium phosphoricum Nr. 7 Magnesium phosphoricum	12 7 12
Zahnen	Nr. 1 Calcium fluoratum Nr. 3 Ferrum phosphoricum Nr. 5 Kalium phosphoricum Nr. 8 Natrium chloratum	7 12 7 12
Zahnfleisch • entzündet	**Nr. 3 Ferrum phosphoricum** Nr. 5 Kalium phosphoricum Nr. 8 Natrium chloratum Nr. 12 Calcium sulfuricum	12 7 7 7
• schwammig, leicht blutend	Nr. 3 Ferrum phosphoricum Nr. 5 Kalium phosphoricum Nr. 8 Natrium chloratum	7 7–12 7
• Schwund – Parodontose	**Nr. 5 Kalium phosphoricum** Nr. 8 Natrium chloratum Nr. 21 Zincum chloratum	12–20 7–12 7
• wenn das Zahnfleisch blutet	Nr. 5 Kalium phosphoricum	12
• wenn es geschwollen ist	Nr. 4 Kalium chloratum Nr. 12 Calcium sulfuricum	12–20 7–12
Zahnprothese • Unverträglichkeit	Nr. 1 Calcium fluoratum Nr. 3 Ferrum phosphoricum Nr. 5 Kalium phosphoricum Nr. 8 Natrium chloratum	12 12 12 12
Zahnschmerzen	**Nr. 3 Ferrum phosphoricum** Nr. 5 Kalium phosphoricum **Nr. 7 Magnesium phosphoricum** **Nr. 8 Natrium chloratum** Nr. 17 Manganum sulfuricum	20–30 7–12 12 12 7
Zahn ziehen	**Nr. 3 Ferrum phosphoricum** Nr. 5 Kalium phosphoricum Nr. 8 Natrium chloratum	20–30 12 12
Zeckenbiss	Nr. 2 Calcium phosphoricum Nr. 8 Natrium chloratum Nr. 24 Arsenum jodatum	12 12 12

Differenzierung	Mineralstoffe	Stück/Tag
Zerrung	**Nr. 1 Calcium fluoratum** Nr. 2 Calcium phosphoricum **Nr. 3 Ferrum phosphoricum** Nr. 5 Kalium phosphoricum Nr. 8 Natrium chloratum Nr. 9 Natrium phosphoricum Nr. 11 Silicea	12 7 12 7 7 7–10 5–7
Zucken	Nr. 9 Natrium phosphoricum **Nr. 11 Silicea**	12 12
• zusätzlich: bei starker Anspannung der Muskulatur	Nr. 1 Calcium fluoratum Nr. 2 Calcium phosphoricum Nr. 7 Magnesium phosphoricum	7 12 12
Zunge • zerklüftete, rissige, borkige Landkartenzunge	**Nr. 1 Calcium fluoratum** Nr. 4 Kalium chloratum Nr. 8 Natrium chloratum	12 7 7
Zungenbelag • goldgelber Belag	Nr. 9 Natrium phosphoricum	12
• bräunlich gelb – schleimig	Nr. 6 Kalium sulfuricum	12
• dick – schleimig, weißlich	Nr. 8 Natrium chloratum	12
• grünlich gelb – schmutzig	Nr. 10 Natrium sulfuricum	12
• weiß/weißgrau – nicht schleimig	Nr. 4 Kalium chloratum	12
• wie mit flüssigem Senf bestrichen, übel riechender Mundgeruch	Nr. 5 Kalium phosphoricum	12
Zysten • Beschwerden	Nr. 1 Calcium fluoratum Nr. 4 Kalium chloratum Nr. 8 Natrium chloratum Nr. 9 Natrium phosphoricum Nr. 10 Natrium sulfuricum Nr. 11 Silicea Nr. 12 Calcium sulfuricum	5 7 12 12 12–20 5–7 7
• zusätzlich: im Bereich der Gebärmutter	Nr. 25 Aurum chloratum natronatum	12

Margit Müller-Frahling

Margit Müller-Frahling wurde 1962 im Sauerland geboren. Nach ihrem Magister-Studium war sie zunächst in Betrieben und als Lehrkraft an einer Fachhochschule tätig. Heute gibt sie Ausbildungskurse zur Mineralstoffberatung nach Dr. Schüßler und hält Vorträge und Seminare im In- und Ausland. Weitere Schwerpunkte sind ganzheitliche, natürliche Heilweisen, Gesundheitspflege, Ernährungsberatung sowie Psychologie und Psychotherapie. Zu dem Thema „Biochemie nach Dr. Schüßler, Grundlagen, Praxis, Antlitzanalyse" ist von ihr beim Deutschen Apothekerverlag, Stuttgart, ein umfangreiches Handbuch erschienen.

Literaturverzeichnis

Hickethier, K.: Sonnerschau, Lehrbuch der Antlitz-Diagnostik, 7. Auflage, Verlag Charlotte Depke, Kemmenau 1993. ■ Hickethier, K.: Lehrbuch der Biochemie, 12. Auflage, Verlag Friedrich Depke, Kemmenau 2001 ■ Feichtinger, Th.; Mandl, E.; Niedan, S.: Handbuch der Biochemie nach Dr. Schüßler, Karl F. Haug Verlag, Stuttgart 1999 ■ Feichtinger, Th.; Niedan, S.: Antlitzanalyse in der Biochemie nach Dr. Schüßler, 2. Auflage, Karl F. Haug Verlag, Stuttgart 2002 ■ Feichtinger, Th.: Psychosomatik und Biochemie nach Dr. Schüßler, Karl F. Haug Verlag, Stuttgart 2003 ■ Ohashi: Körperdeutung, Schirner Verlag 2005 ■ Schüßler, W.: Eine Abgekürzte Therapie, 25. Auflage, Weg zu Gesundheit Verlag ■ Ulpts, J.: Die Geschichte der Naturheilweise Biochemie, Oldenburg 1998 ■ Vanselow-Leisen, K.; Feist, L.: Die Leisenkur, 5. Auflage, Turm Verlag, Bietigheim 2001.

Adressen

Margit Müller-Frahling · Institut für Biochemie nach Dr. Schüßler ·
Untere Kampstr. 23 · 59846 Sundern
Tel.: 0049/2933/79710 · Fax: 0049/2933/79711 ·
www.antlitzanalyse.de · info@antlitzanalyse.de

Christoph Schräder, Facharzt für Orthopädie · Gartenstr. 28 · 59505 Bad Sassendorf
Tel.: 0049/2921/52001 · Fax: 0049/2921/5899 · www.hio.de